綠色與和平的
自然醫學
Naturopathy
從反思、解誤到實踐

陳子賢博士 著
Dr. Avax Chan, ND.

萬里機構

推薦序一

　　如果你想要找一本關於「自然醫學」的書籍，這本書是一本全方位的學習工具，以及能進一步認識自然醫學的入門兼參考書。

　　這本《綠色與和平的自然醫學》的作者是陳子賢博士。我認識陳博士轉眼已經 10 年有多，陳博士十分擅長將複雜且深奧的科學和思想，以說故事的方式表達出來，讓讀者快速得到實用的知識和觀點。在這本書裏，他以科學為基礎，從而說明「自然醫學」的具體歷史發展、歷史使命，以及分享未來發展方向。

　　這本書涵蓋的內容深度和廣度，可以說是同類書籍的第一本。作者毫無疑問是我心目中的「自然醫學」最佳執業者兼教育工作者。

　　我從這本書裏，體會到為甚麼學習是一種「後發先至」的事情，也體會到「慢功」比「快功」還要重要。無論你是醫護工作者、關注健康人士，或是想在職涯路上學習更多元的技能，這本書提供的知識都十分值得你去應用。我極力推薦這本書！

Dr. Sherman Fung
英國牛津大學分子科學博士
英國皇家醫學會海外院士
英國特許科學家兼特許化驗師
YouTube 及微博科普教育工作者

推薦序二

先處理心情，後處理事情。

先醫人，後醫病。

整全醫學的特點就是以一個非二元的思維去協助人類活得更健康！

陳博士對整全醫學的發展作出具大貢獻。

祝願這本書能夠開啟更多人對自身健康的認知！

李志誠博士
Dr Amen Lee
傳承學院院長

推薦序三

　　「自然療法醫學」是一科既前途光明而任重道遠的專業，自然療法醫學從業員不但要時刻充實自己，溫故知新，還要不斷留意未來的治療科技、醫學發展，以破舊立新的初心，選取最佳及符合當地法律的治療方案，幫助飽受痛苦煎熬的病患人士。

　　陳子賢博士作為倡導自然療法醫學先駒的表表者，從不同角度把自然療法醫學的發展及過程引古證今，用深入淺出的方法寫下《綠色與和平的自然醫學》此著作，並可作為未來自然醫學刊物的鑑本，實在難能可貴，也能為之後的自然療法醫學從業員開創先河，讓他們能薪火相傳，功德無量。

　　多謝陳子賢博士為了自然療法醫學所作出的努力及貢獻！

　　祝康！

麥偉賢教授

註冊綜合療法醫學會創會會長

中華人民共和國廣西賀州市 2014 年度最優秀政協得獎者

菲律賓國教育部 2003 年度教育嘉許狀得獎者

推薦序四

  非常榮幸獲陳子賢博士邀請為《綠色與和平的自然醫學》一書作序。

  認識陳子賢博士已 20 多年。見證他對每份工作的投入、堅持，有不斷求真及鑽研之心，都是現今青年人值得學習的榜樣。

  今次出版這書，內容文字簡潔易明，使一般市民大眾都容易理解，以及重新對自身的健康多一份的了解及治療機會。但一定要細心閱讀，甚至多讀幾遍。這本書的出版，意義非常大，相信能發揮其一定的作用。

  預祝這本《綠色與和平的自然醫學》的出版一切順利，發揚光大，亦深信更能引起更多對自然療法有興趣及有研究的人士為此做出進一步及更大的貢獻！

何淑賢 JP 太平紳士
專業輔導及培訓導師
匯基顧問有限公司創辦人 / 董事總經理
家庭社會責任促進會發起人 / 主席
JCI 國際青年商會總會前會長
大灣區健康產業協會顧問

推薦序五

陳子賢博士，真的人如其名，實為當代賢能之士，賢德之師！

本人有幸成為子賢教授之兄弟，見證他那傳奇的艱苦成長與剛毅奮進的人生，深明生命影響生命的真諦！

相信很多朋友都經歷過被子賢醫生如父母般的治理、身教言教的培育，亦師亦友的同行。

賢兄令人敬重愛戴，不單因其聰慧真誠，更因為他宅心仁厚、愛人如己，更引領我們熱愛及維護大自然！子賢恩師的生命正向，正是他這本《綠色與和平的自然醫學》鉅著之命題——綠色與和平。

衷心感激子賢賢士一直以來對我們的關愛、引領與守護，盼望更多讀者藉着本書認識及發現自己與大自然的奧妙與潛能！

吳振智牧師

醫生同業感語一

人類醫學從古至今從未休止地變革演變，現今社會以「正統主流醫學」（Conventional / Orthodox Medicine）及「另類醫學」（Alternative Medicine）來劃分兩種截然不同的醫療觀念。

「正統主流醫學」的理念源自公元後 2 世紀古羅馬醫學家及哲學家蓋倫（Galen）；他是主流醫學崇尚的解剖學、生理學及治療學的始祖。而「另類醫學」的理念根源卻可追溯至更遠古的公元前數千年，包括古印度阿育吠陀醫學（Ayurveda）、傳統中醫學，及後公元前四百年希臘哲學家希波克拉底（Hippocrates）的醫學。

「正統主流醫學」是「科學觀」的醫學體系，以科學實驗方式驗證，並衍生出「對抗性」的治療方法。它強調微生物致病為基礎，以抑制身體的病徵為治療目標，病徵消失就當作治癒的證明。因此延伸到認為人體各項功能運作，就像一部機器，那個器官有病，便將之切除更換。「對抗性醫學」善於外科手術、急救療傷、命危維生、甚至更換器官等。這種醫學在二次世界大戰貢獻良多，各國政府在戰爭結束後，仍不斷投放資源予以推動發展，期望它對之後盛行的退化性疾病有所作為。

隨着石油化工業的興盛，化學藥業的崛起及壟斷，大大影響醫學界對疾病，自身功能的看法。各領域的科學迅速發展，「對抗性醫學」就充分把握先進科技的元素來診治疾病，令人錯覺以為較科學文明，但它

實質卻未有顧及身、心、靈的整全健康，違反了自然常理。內科醫生治病依賴西藥廠研發銷售的化學物質。這些化學物質對身體來説是異形結構，干擾體內酵素等的生化反應，產生預期「止」、「降」、「升」的效果便稱為「藥效」，其他有害的便稱為「副作用」。藥效發揮出來，病徵便消失一陣子，之後徵狀又復現，又要再服用來壓抑。周而復始，治標不治本，西藥的銷路便得以保證。

然而，疾病不是因缺乏了某種化學西藥，或少做了某種手術而出現。過往很多被重視的主流醫術，當有更深層的認識時，便被淘汰，如18世紀西醫盛行採用的甘汞入藥、放血療法，以及20世紀的電擊等。説不定現時的外科手術、化學藥治療、輻射治療、注射預防疫苗等，在不久將來會被視為野蠻兼不科學，為人所唾棄。

「正統主流醫學」的白色巨塔，深受政府制度的護持和既得利益者、財閥的擺弄。西醫學院有教過的就是真理，無提及過的就是歪理。西藥廠幕後資助的科研，不假思索便照單全收。西藥推廣説明書，就是醫學知識的來源。這樣的培訓系統有機會產生比較服從權威的醫生，亦因為得到建制的保護，較容易一成不變。

西醫社會地位超然，再加上工作繁重，亦見慣生離死別，對病人的苦痛漸漸麻木。對主流醫學所產生的弊端，初時或感到無能為力；但漸漸便視而不見，甚至欣然接受。在現實中甚至會出現一些比較極端的事例，如指責另類醫者都是騙子。然而，就如陳子賢博士在書中提及，不少崇尚自然醫學的西醫例子一樣，大多都是他自己或至親患上重病，身受其苦，求變迫切，才有機會重燃求真醫術的熱誠。他們因此而摒棄執見，掙脱「白色巨塔」的枷鎖束縛，投奔自然醫學自由浩瀚的境界。

我在 90 年代中認識陳子賢博士。年青的他已是城中有名的形象設計大師，崇尚自然醫學，也給我介紹一些名媛、模特兒就診。之後，他考入了美國自然醫學院攻讀。憑藉他的聰慧和努力不懈，搖身一變成為自然醫學醫生。再目睹他今天作育英才的成就，倍感欣慰；因在自然醫學教育領域上增添一名猛將，後繼有人。

我離開牙醫專業，從事自然醫學近 30 年，是我引以為榮及創業興家的終生事業。投放了自己全部的青春和心力，來證明給眾多親朋、求診者去體驗自然醫學優勝之處，既無害更有奇效，更能徹底根治疾病。雖然治癒病人的由衷感謝不計其數，但我每天仍然要面對很多來自外界、病人家屬等，不公平且無理的質疑和對待。亦經常出現陳子賢博士在第二章所述的「高、低級八婆爭拗」。無可否認，多年來對這些無意義，費時失事的爭拗，真是有點厭煩。無奈之餘，唯有像不同宗教上的分歧一樣，用心竭力做到「信我者得救」便是了。

因此我很佩服陳子賢博士的熱誠，花費心神寫這本書，用心解說外間對自然醫學的種種謬誤，並分享他淵博的知識，來建立大眾對自然醫學的信心，實在功德無量。我必定推薦此書給我的病人及學生，還有兩位一直和我舌劍唇槍的出色外科醫生兄長。

袁維康醫生

美國自然醫學院醫學博士

中國湖南中醫藥大學醫學博士

香港大學牙科學系學士

《營養謬誤》及《營養謬誤 - 增訂版》作者

活然自然醫學診療中心榮譽顧問

城市自然醫學診療中心榮譽顧問

醫生同業感語二

恭喜陳教授的新書《綠色與和平的自然醫學》出版了！

書中陳教授多次提及「再生醫學」在綜合自然醫學裏的應用。「再生醫學」是醫學領域的重大發現和突破之一。它改變了我們行醫的方式，從治療疾病症狀到疾病的修復或再生。它給數百萬患有各種不治之症、等待器官移植和傳統醫學無法提供解決方案，或治療的退行性疾病的患者帶來希望。

任何人都不應被拒絕接觸再生醫學，以作為尋求解決他們的痛苦或疾病的辦法。同時，再生醫學還有助於提高生活質素、個人福祉和預防疾病。因此，再生醫學開啟了與教育領域、研究領域和治療領域各方面的專家們之間的合作。

在這裏，我很榮幸能與我的良師益友陳子賢教授在再生醫學領域共事。我們一起交流知識和想法，為每位患者制定最佳的治療方案。

本書將有助於回答和釐清再生醫學及其治療過程中的相關問題和疑慮。祝賀陳子賢教授未來一切順利！

余國華醫生
Dr. Yee Kok Wah
馬來西亞執業西醫生
香港特許綜合自然療法執業醫師
身心寧自然醫學院 (Academy of Medicine for Peace) 講師
醫學博士學位，瑪尼帕爾大學醫學院 MBBS（印度）
馬來西亞 UCSI 大學健康老齡化；美學理學和再生醫學碩士
綜合醫學大健康管理學博士
美國兒科特殊需要醫學院院士
高級認證自閉症專家
瑞士細胞療法學會及美國國際反細胞治療學會院士

自然醫學院畢業生 / 學生感語一

　　非常感動，我十分敬愛的老師陳子賢博士出版了這本「自然醫學」的天書《綠色與和平的自然醫學》。

　　在陳博士教學的熏陶下，我也不停進修不同的治療程式，為求診人士度身訂造他們當下需要的治療。

　　自然醫學，就是順着尋索人體的生命力及自癒能力，從飲食、生活環境，循身心整全方向，設計醫治方案。自然醫學與西醫學偶爾碰上，路行看似迴異，但為的都是醫好病人。自然醫學就像修習藝術，是和諧，是道。自然醫學醫生就是那位藝術家，靈巧地利用天然的素材，把人的身體與天地大自然連合，得着治癒之道。

　　你將在這本書裏，找到一直在尋找關於自然醫學的答案。

黃珮華博士
註冊綜合自然療法醫師
身心寧自然醫學院（Academy of Medicine for Peace）講師
綜合醫學大健康管理學博士
身心靈整全醫學哲學博士
美國程序醫學院自然醫學及自然醫學美容一級認證
英國專科管理學院認證健康管理師

自然醫學院畢業生 / 學生感語二

　　能為陳教授的書寫感語，我深感榮幸，作為他的博士班學生，自覺自己還不夠資格，因為書中有很多在這個領域裏更資深的前輩。不過我很樂意以陳教授客戶的身分跟大家分享自然醫學對我的幫助，藉此希望有更多人能夠跟陳教授結緣，並且獲得自然醫學的恩典。

　　我自己作為一名「輕斷食」導師，在整全輕斷食領域裏自覺頗有經驗。儘管如此，在生產第二胎後的一、兩年，我的身體到了一個臨界點，產後抑鬱和慢性疲勞籠罩着我。那怕我睡了一個晚上，早上起來還是很疲倦，吃過早餐感覺更累，還沒到中午我已經要再次躺平；我的體能變得極度的差，我的情緒既暴躁又低落，甚至多次有自殺的念頭。我覺得可能自己的生命能量已經到谷底了，晚上睡了等於沒有睡，白天想補覺也睡不着。用「行屍走肉」來形容那時候的我貼切不過。

　　不過，上帝還是很愛我的，知道我有兩個可愛的孩子和很多需要我的學生，所以祂派了陳教授來拯救我。第一次陳教授給我開了羊胎素為身體打氣，我做了一個 30 天的記錄，每一天看着自己的變化，從身體層面到情緒層面，每一個細胞都開始有重生的感覺。我的睡眠質素得到改善，體能也慢慢上來了。隨後我還做了「女性再生療程」，然後明顯退化了的女性功能也恢復不少，在此最高興的人是我的丈夫。因為當一個女人產後對性不感興趣時，各種矛盾和爭吵都會隨之而來，相信很多姐妹都會在這裏找到共鳴。

後來我又做了幾個針對不同器官的再生醫學療程，加上我的飲食和運動進一步改變，我的健康終於一步步回歸了，隨之而來的還有更多驚喜，比如我還變得年輕漂亮了，我的皺紋也變少了。

　　除了自己受益之外，我們的平台也開始推廣自然醫學，有越來越多的人可以從陳教授那裏得到健康與美麗的賦能。

　　希望陳教授這任重道遠的使命可以在全世界綻放，造福人類！

陳春儀

LuLu

輕斷食名作家

資深整全輕斷食導師和培訓師

美國程序醫學院自然醫學及自然醫學美容一級認證

英國專科管理學院認證健康管理師

英國專科管理學院認證斷食治療管理師

自序

為着這本書，我看過好幾個天亮、聽過很多次小鳥兒天亮前的清脆叫聲，勾起了我在學問大海裏二十多年來走過的種種回憶。

在學問的大海裏孤獨地航行，是我從年少時就很喜歡做的事。而又正是這航行，令人繼續年少。在這裏，學問裏，人人平等、人人皆小孩、人人自由，自由地探索、自由地覺醒、自由地成長，永遠地成長。也許這亦是抗衰老的一道妙方。

這本書是寫給以下四者的：

吾親

獻給我世上最親愛的父親。面對親人的離世，不論你是誰，就算是醫師也好，生離死別之苦也是無差別地，讓悲痛將人拉進黑暗的深處。本書能如計劃地，在父親離去一年後，在他的九十歲生忌日——2022年5月17日寫畢的。我選擇了，為了父親，一起將陽光照亮黑暗，為人類的健康打氣！父親默默的溫暖笑容將繼續為我的寫作打氣。

送給我的母親。一如母親在我幼時所説，養大這個孩子比起別人養大幾個的更難。我是一個揹着藥煲來到這世界的病人，出生時醫生需多次換血施救，到第三次施救時，醫生讓母親作決定——不再換血則性命難保；換則有危險成為智障，父母還是把我留下來。我小時候出入診

所、急症室、醫院的次數不會比現在的小孩進出遊樂場和波波池少。不知多少次,我需要在母親的背上睡,而母親就只可以坐着到天亮讓我睡,因我躺下就會很容易窒息。小時候我偷偷在母親背後哭的記憶猶在,我不明白這樣的我,究竟要病到何年何日。

吾師

給我的恩師——池田大作先生,聯合國「和平獎章」得主,「世界桂冠詩人」,以及至今在世界所有頂尖學府等擁有超過三百項榮譽學術稱號(榮譽博士及教授)與世界各地的榮譽市民。在我人生中還未碰到自然醫學之前,就是池田先生的偉大思想啟發了我,令我走向 Real Hope(本書第四至六章談及)之道。恩師教育我們,要成為一位世界人,成為有正義思想的學者。特別是出生在香港的我,從年少時就喜歡拜讀恩師與多位中國領導人,包括智慧超凡的鄧小平爺爺、人民的總理——周恩來總理,和一流的學者,如趙樸初先生、王蒙先生、金庸先生等的對談集和文章,讓我能從年青時代開始,便正確認識自己的祖國和中華文化對世界的貢獻。恩師亦因其對中國的貢獻而獲得中華人民共和國「中日友好使者」、「中國人民的老朋友」等稱號,這些深深的影響,對我現在在中國推動自己的健康事業有着莫大幫助。恩師另有些巨著,像與羅馬俱樂部的創始人「奧里利歐裴徹」的對談集《為時未晚》、與世界知名的英國歷

史學家湯恩比博士的對談集《展望二十一世紀》、與前蘇聯總統戈巴契夫的對談集《二十世紀的精神教訓》，以及與著名醫學代表的對談集《佛法與醫學——邁向健康新紀元》等都擴闊了我的生命。

2015 年，我作為內地及香港第一位自然醫學醫生，應邀出席澳洲國立級的醫學院「澳洲國立綜合醫學院」（NIIM）的研討會，發佈自己的研究領域，會後我贈送紀念品給本書中提及的「世界和平中心」（Global Peace Centre）的創辦人及主席邁克爾・埃利斯醫生（Dr. Michael Ellis），贈送的正是恩師所著的《佛法與醫學——邁向健康新紀元》，而不可思議的巧合卻是，當時在澳洲執業的邁克爾・埃利斯醫生，也一樣正是恩師池田先生的弟子！

人與人的緣分微妙不可解，也一如我專業生涯上邂逅過而必須要感謝的老師，包括：色彩治療與美學的恩師凱瑟琳・卡利茲老師（Ms. Kathryn Kalisz Donovan）、形象學的恩師嘉露晨博士（Dr. Joyce M. Knudsen）和細胞醫學的陳革成教授（Prof. Dato' Sri Dr. Mike Chan）。還有，在我醫學執業生涯上給予很多指導的前輩蕭醫生（Dr. James Siow）、麥偉賢教授和師兄袁維康醫生（Dr. Andy Yuen），以及兩位充滿慈愛、正念、善念，不斷為下一代教育奉獻的吳振智牧師和番禺會所華仁小學的連民安神父，在我年幼被老師也唾棄的頑童年代，仍為我的教育護航。

吾醫

我人生裏第一位接觸的自然療法醫生，就是前輩袁大明醫生（Dr. Alexander Yuen），那時我才知道醫療保健是有選擇的。接着，骨瘦如柴，腰痛和手腳關節發炎、疼痛頻繁，亦只得 100 磅左右的我，接觸了那時已經非常專業的名脊醫王鳳恩（Dr. Matty Wong）。「我有一個夢想，我想有天……可以和其他男人一樣，去健身，做運動……」我試着說出心底話，當時我已太習慣聽「醫生」的恐嚇和冷水用詞。

青年時代的我，除了上課和下課幫小朋友溫習補課賺點生活費外，就是出入醫院。由港島豪宅區的雅麗氏何妙齡那打素醫院，一直殺到灣仔的鄧志昂專科診所，再殺到沙田威爾斯親王醫院……可惜，殺掉了的，正是我青春的一分一秒生命。

我很用心、有恆心的去醫，直到有一天威爾斯親王醫院的主診治療師和我說：「陳生，這裏所有的儀器也安排給你治療過，方法我們也試盡了，可能你就接受一下痛下去這個現實吧！我們沒甚麼可做了……」治療師人很友善，我亦看得出她要說出這番話時，也不是一件容易的事。可惜的是，年青的我是一個多愁善感的病君，我無法忘記當時走出醫院時的感受。一代宗師李小龍說過，中國功夫在他出現之前未能揚威海外，不是功夫的錯，而是教育方法的錯。

同樣是醫學，十年後的 Dr. Matty Wong 這樣回應我當時戰戰兢兢的發問：「去啦！明天就去！你現在的身高大概先通過營養調節加健身，提升至 130 磅左右，我可給你這方面的建議，也會幫你用『整脊療法』（Chiropractic Treatment），以處理好筋骨問題，然後教你做『伸展運動』（Stretching Exercises），天天做，將所有相關的肌肉筋腱強化。你還去游泳吧！」我的天啊！這就是我要找的方向，要的願景（當然 Dr. Wong 也附帶給我健身時的一切須知）。

　　長話短説，由那天起，儘管我後來也遇過交通意外和大病，但我已清楚了方向和堅信一件事——健康在我手！是由我去管理！（Take charge of one's health）亦由那時起，自然醫學、整全醫學就是我的醫療保健系統。三年後，我是一個 135 磅的澳洲認可游泳教練，天天打拳並經常健身。再十年後，我在香港和澳洲教授氣功養生班，而我的自然醫學知識已容許我執業，與患者一起邁向身心靈整全健康大道。至今我開了三個自然醫學博士課和六屆認證班，培訓了一批出色的國際執業醫師，當中亦有西醫畢業生，他們更成為了我的講師團隊成員。運動和 Fitness 到今天已是我生活的一部分。直到今天，我也會請教或求診於我敬佩欣賞的醫師，如中醫師陳曉明博士和師兄袁維康醫生。

吾友

　　正在閱讀本文的你們。任何的路也有人先行第一步，改革的路也是。自然醫學的路是高雅的，既和平又綠色平衡的，不妨慢慢地、寧靜的走，自然醫學講求一如自然界的本有特質和智慧。我亦希望本書能慢慢地、自然地為你們指出方向，並建立出自己健康的生活風格。大自然不匆忙卻孕育一切。我選擇了在這個時空（Space-time reality）推廣自然醫學（Naturopathy），只因「時」和「趨勢」是無法阻擋的事，剛好閣下的智慧識「時」而在學問大海裏遇上，自是有緣之人，是朋友。現在是一個不讀書玩手機的無書香年代，望各位繼續閱讀，令滿腹書華，氣質高貴地追求更高的財富——身心靈的健康。

　　最後，多謝為我寫推薦序和感語的 Dr. Sherman Fung、李志誠博士、麥偉賢教授、何淑賢太平紳士、吳振智牧師、袁維康醫生、余國華醫生和我兩位愛徒：黃珮華博士和陳春儀老師。

　　祝各位身心靈健康，體適能健美！

陳子賢博士
Dr. Avax Chan, ND NP CNP
資深認證自然醫學醫生（綜合醫學）
特許綜合自然療法執業醫師

目錄

第一章

從「神祇」到「聖人」到「醫師」──
充滿戲劇性的自然醫學史

第二章

破解對自然醫學的謬誤 ——
為時未晚的「醫學」反思

第三章　認識「綠色與和平」的自然醫學

第四章　自然療法究竟是治療甚麼的？

第五章

辨別真與假——專科守則和執業需知

第六章　生活自然醫學小錦囊

附錄

個案分享

第一章

從「神祇」到「聖人」──
到「醫師」
充滿戲劇性的
自然醫學史

自然醫學的歷史

如果能坐上一艘可穿越時空的學問探險大船，搜索一切學問，並設定「從神話到聖人，再到 21 世紀仍然直接影響着人類生死、壽命和生活質素」的方位，你會驚訝地發現，閣下這次探險見證到的，正是這章節的內容。歡迎各位坐上我這本書的「第一章」大船。坐好！起航！

從 18 世紀的西方醫學說起

我們將時間線座標先放在 18 世紀末，一個西方醫學界的正氣改革好年代！新思維的醫師以天然順勢為本，建立起身心靈整全的醫學體系。1895 年一位德國的順勢療法醫師（Homeopath）—— **約翰 · 錫爾**（Dr. John Scheel 根據一些自然醫學的百科全書如 Naturopaths（Encyclopedia.com）的記載，他也是一位西醫學醫生 Medical Doctor）正在美國紐約一所名為 Badekur 的療養院實踐着天然療法派別「Kneipp 和 Kuhn」的治療方法，而正正就是他 —— 錫爾醫師創造了「自然療法」（Naturopathy）這個術語名堂，並擁有了它的商標及使用權。錫爾（亦有稱「捨勒」）家族還在紐約開辦了一間自然療癒研究所。

隨後一位德國的醫生 —— **賓尼迪克特 · 路斯特**〔Dr. Benedict Lust, ND, DO, MD（1872 年 2 月 3 日－1945 年 9 月 5 日）〕在同一時空下，從德國移民到美國，並在 1902 年創立了美國自然療法學校。這位路斯特醫生在一百多年前已認識到通過自然的生活方式來實現健康生活的價值。

他夢想着將天然療法帶給世界。沒錯，他就是後來被稱為「經典自然

療法的先驅者」，也是美國「整全法」（Holistic Methods）的推動者 ——
路斯特醫生。1900 年，路斯特醫生尋求一種新的「非侵入性」治療藝術
的綜合體系，並在 1901 年向理念相近的同袍錫爾醫師（Dr. John Scheel）
購買 Naturopathy「自然療法」這個名字。由此刻起，這種新的「非侵入
性」的整全治療法的綜合體系就被稱之為 Naturopathy「自然療法」，並
成為折衷實踐「自然醫學」的醫生的學派。Dr. Benedict Lust）更被後世
稱之為「美國自然醫學之父」。這位美國自然醫學之父，雖然本身同時是
一位西醫學醫生，但卻開宗明示，主張運用以天然無害的方法來治癒病
人的「自然醫學」。

追溯至更早的 16 世紀

　　所以，後代的自然醫學推崇者都視這個時間點為醫學的分水嶺，認
為當時在賓尼迪克特‧路斯特醫生的倡導之下，將天然無害的自然醫學
從西醫學分歧出來，而且認為主流的西醫學 —— 因其主張以激進的人工
藥物與手術來治療病人，是屬於對抗性和入侵性的（關於這一點，大家繼
續乘坐這艘學問的探險大船，客觀地探索下去，就會發現每個醫學學派
的源頭亦有其優點和整體性價值，重要的是回歸到醫學的整全性和邁向
綜合醫學的方向性）。

　　不如我們轉個時空軌盤，去到當時的英國一看。神奇嗎？相隔着這
麼大的一個海洋，卻在當時英國的蘇格蘭同時出現了一位倡議「衛生醫學
系統」（A System of Hygienic Medicine, 1886），並反對傳統「化學性」
兼「對抗性」醫學的英國醫生和營養學改革者 ——**湯瑪斯‧艾利連森**（Dr.
Thomas Allinson 19 May 1858–1918），艾利連森醫生因而被後世視為
19 世紀現代自然醫學起源倡導者之一。多才多藝的艾利連森醫生也是一
名記者、企業家和素食主義活動家！

旅程來到這時間點，探險者們，若你們驚覺自己好像已了解到原來自然醫學是「有着百多年的歷史」和「源自於美國」的話，就讓我直接告訴你這理解是錯誤的，這亦是很多對自然醫學一知半解的人的誤導。讓我這個船長（Captain Naturopathic）繼續帶你們去探索，你們的Captain 擁有十多年的綜合自然醫學執業資歷、相關的國際認證考官和博士班自然醫學院院長的經驗，放心去，再坐穩，我們往前回到更早的 16世紀。

近代的自然醫學乃源於德國

看到嗎？其實多個世紀以來，自然療法一直是德國知識文化的一部分。許多自然療法的原理和哲學都起源於 16、17 世紀的德國和歐洲。直至 19 世紀初，最初期的自然療法醫師從世界各地而至，也是由歐洲的醫生培訓他們使用水療法、草藥和其他傳統的治療方式。直至今天，德國的醫學培訓系統也是世界上最全面的系統之一，大部分的德國醫生也同時接受西醫學醫生和自然醫學醫生的培訓，整個醫學文化和醫療系統也鼓勵醫生先採用非入侵性的療程，並給予病人充分的知情選擇權。記得有一次我到海外參與「再生醫學」的專科深造培訓，一位常駐德國的教授的一番話令我記憶猶新：「你們真的很有趣，分為 MD（Medical Doctor西醫學醫生）和 ND（Naturopathic Doctor 自然醫學醫生）！」

事源我們參與的一群醫生在上課時也會介紹自己的專科和醫生類別。我意會到的是 —— 教授當時應該在想「這下有趣了，他們怎麼可以將本來整體的一個學問硬分拆開來？並只將一部分拿來執業行醫？」可嘆的是，現實更不止如此。若我們回到今天一看，就會發現大部分的醫生也沒有接受過專業的人際傳意技巧培訓，亦沒有心理分析和應用心理學專科認證的必修要求。

我授課時經常主張：All therapies start from psychotherapy，意即所有治療都是由心理的治療開始，我們很難想像一位應用心理學並沒有達到一定水平的醫生，是怎樣去溝通與情緒、壓力、生死攸關決策的事。曾有一位非常認同自然醫學裏人性化導向的病人跟我訴說：「在醫院冷冰冰的硬座等了一小時後，終於輪候到自己入診症室，但直至開藥為止，醫生除了問了我幾個問題以外，連望都沒望過我一眼！」、「後來我再堅持說請多了解一下，我真的很痛，但當時得到那位專科醫生的回應是：『很多人也會經常無事說痛，要不我就安排你去看腦科檢查下。』」病人氣得從此就尋求另外的醫療系統，包括中醫和自然醫學。

　　在上述案例中，我當時就看到更深層的啟示，亦是本書將會帶給各位的要點之事。順帶一提，在一項美國的研究調查顯示：大部分美國的醫生包括外科醫生，被病人控告訴諸法庭的主因，原來大部分也是出自於溝通技巧上的問題而非專業水平的失誤。該研究顯示：儘管主診醫生對相類近的患病者作出的專業操作是相同的，到最後沒有被告上法庭的一批醫生所採用的是一種「建議式」、「商議式」和「教育式」的溝通方法，並盡量給予選擇權。例如，他們會說：「現在的情況是這樣……我們可以考慮幾個方向……」、「我的建議是……」、「你同意嗎？」，並清楚解釋各樣可能發生的結果。自然醫學醫生的培訓定位，亦正是採用「docere」（拉丁語）Doctor means「to teach」，意即醫師就是老師的理念。

　　"The word doctor is derived from the Latin verb 'docere,' meaning to teach, or a scholar. Only by special arrangement do any of the preceding professionals teach."

讓行程先回來到這時空。所以説「近代」的自然醫學是源於德國則較為精準。自然醫學之父賓尼迪克特・路斯特醫生（Dr. Benedict Lust）正是德國著名自然療法醫師阿道夫・賈斯（Adolf Just）的弟子。阿道夫・賈斯醫師於 1859 年 8 月 8 日出生在漢諾威王國達瑟爾附近的勒瑟斯特（Lassorst）；1936 年 1 月 20 日去世，他是埃克塔爾療養院的創始人。該公司至今仍然是賈斯醫師家族持有，由賈斯的曾孫女 Ariane Kaestner 繼續經營。

　　獲得賈斯醫師傳承的路斯特醫生，在美國紐約創立「美國自然療法學校」，首批學生於 1902 年畢業。當時的自然療法執業醫師便接着組成「美國自然療法學會」，並在整個北美建立了自然療法學院和大型健康中心。

　　我們一起來看看，當時破舊立新，走向「無毒、無害、無副作用」和非入侵性的自然療法有多繁盛、多受歡迎：在 1900 年，路斯特醫生公佈，在美國（包括當時的紐約在內）已經有 9 間採用全天然療法的「天然治療中心」（Natural Healing Centers），在新澤西州一所名為「榮邦」（Jungborn）的天然治療中心位於山上，規模宏大，「客戶帶着各式各樣可以想像的疾病抱怨來到這裏」。榮邦治療中心的使命為「通過應用自然療法，包括應用：空氣、光譜、水、電、磁、催眠術、按摩、體操和理性的飲食，來盡力治癒或緩解疾病，其中最多的是各種慢性病患者」。

破解懷疑的必要

　　我們不妨讓鏡頭再轉，橫跨美洲一看同一時空下的西美 —— 內華達州（State of Nevada, West USA），當時一所名為「韋爾特」的治療學

院（Weltmer Institute）於 1887 年成立。治療院的座右銘是：「在這裏，所有已知的疾病都可以不用藥物或手術治癒好。」（Where every known disease is cured without medicine or surgery.）

以今天這個習慣快速、武斷、批判和自稱專家的年代來看時，人們必定會充滿懷疑甚至懷疑這所是精神病院才真！那不妨看看當時的記錄是怎樣記載：「該治療學院非常成功，以至增加了前往內華達州的列車。曾經有一段時間，該治療院通過郵件進行了數量驚人的治療。事實上，由於需求太多，內華達州不得不建造一個更大的郵局！該研究所一直運作到 1928 年（另一說是 1933 年才結業）」；根據記載，儘管大批的傳統醫生惡意評擊甚至批評「這是邪門騙術」，但一整個內華達州的經濟也因此而興旺，並且學院持續受患者支持，員工達 120 人之多。而北美則被認為是現代自然療法實踐者和自然醫學學問的搖籃。到 1920 年代，在全美有 26 間自然醫學院，亦有多所自然療法醫院，巔峰時期曾經有一萬多名自然療法醫師。

遊歷了這段歷史事實後，不正是恰恰給予我們認真審視醫學的一個啟發嗎？這個啟發必然引發各位有以下疑問：

1　哪究竟是甚麼思想源頭在人類的文明裏能孕育出「自然醫學」這個學派？（還能夠生生不息，流傳至今。）

2　為甚麼自然醫學後來好像走向式微而沒有繼續成為醫學的主流？

3　自然醫學的回歸對當今世代有甚麼價值呢？

我在這先回答第一個疑問並帶你們穿越更遠的時空，回到 2500 多年前的古希臘。至於餘下兩個問題，各位將會在本書裏找到答案。

解疑問一：自然醫學的起源和歷史，足足可以追溯到 2500 多年之久

　　有請醫學界的聖人出場 —— 醫學之父「**希波克拉底**」（Hippocrates）

　　這位被公認為古醫師之典範的聖者，被亞里斯多德景仰譽為「偉大的希波克拉底」。劍橋學者若伊‧波特教授（1946-2003）所著之《醫學簡史》亦譽他為「誠萬世醫師之懿範也」。

　　大部分的自然醫學學者及支持者，也認同自然醫學的歷史可以追溯到古希臘的名醫、哲學家和教育家 —— 醫學之父「希波克拉底」（Hippocrates，B.C.460–377，享年 83 歲，亦有云他享壽逾百歲）。自然療法自從希波克拉底的時代起經已存在，它代表着從事「許癸厄亞」傳統工作的實踐者所提倡的互補觀點。

　　沒錯！自然醫學的起源和歷史，足足可以追溯到 2500 多年之久，而且一直堅守根本精神，秉持着醫學之父的哲理，緊隨醫學之父的教誨。但有一個重點讀者必須要清楚的是，希波克拉底不單止是自然醫學敬仰的醫學之父，直到現代西醫學醫生的醫師誓詞（西方醫生傳統上行醫前的誓言）也就是「希波克拉底誓詞」（希臘語：'Ορκο του Ιπποκρτη，英語：Hippocratic Oath），即是說，在一整個西方醫學的發展史裏，直到今天，無論是傳統的西醫學或自然醫學也一樣敬仰希波克拉底為醫學界的先哲聖者，在希波克拉底所立的這份誓詞中，列出了一些特定的醫學道德操守及倫理上的規範。

看到這裏大家可能又添加了一份迷茫：為何兩個同樣視希波克拉底為醫學之父、醫學界聖人的學派，會產生出那麼截然不同的實踐和互相衝突的矛盾呢？這個我會在第二章「破解對自然醫學的謬誤」和大家分析。現在我希望先做的是，將醫學界聖哲希波克拉底的偉大思想和醫學哲學，簡易地介紹給各位。他的哲學思想和主張，在多個世紀以來直接影響着各個主要醫學流派的發展，亦指引着未來的方向。身為消費者的你們，將自己的生命和健康質素交託給醫生，怎麼可以不知不聞？

要了解希波克拉底的根本哲學思想，最直接的就是閱讀細究這位醫學先哲的宣言，特別要看的是最古舊的原始版本，這樣才能正本清源，回到祖師本意的原點。根據相關的研究，最古老的宣言片段可追溯到公元 275 年。現存最古老的詳文版本可追溯到大約 10-11 世紀：

希波克拉底誓詞

「本人謹以眾醫神 —— 阿波羅醫師、阿斯克勒庇俄斯、許癸厄亞、帕那刻亞，以及所有眾神和女神之名宣誓，讓他們見證，我將根據自己的能力和判斷力之所及，貫徹執行這誓言和契約……。」

"I swear by Apollo Physician, by Asclepius, by Hygieia, by Panacea, and by all the gods and goddesses, making them my witnesses, that I will carry out, according to my ability and judgment, this oath and this indenture..."

多強大的震撼力！多神聖的責任感！最決定性的重點正是，當時醫學之父點名提及的這幾位古希臘神祇，就是向弟子及人類指引着一個完美整全的醫學系統！甚至可以說，醫學源頭的綜合性和力量，是缺少了任何一位神祇所代表着的力量也是不統合和不完美的！

古老的醫誓繼續宣言道：「本人會盡我最大的能力和判斷力，使用那些對我的病人有益的飲食方案，我不會對他們作出傷害或不公平、非正義之事。我必不會以毒物藥品與他人，縱使是被要求這樣做時，我也不會建議這樣的做法和不做此項之指導。」
"I will use those dietary regimens which will benefit my patients according to my greatest ability and judgment, and I will do no harm or injustice to them. Neither will I administer a poison to anybody when asked to do so, nor will I suggest such a course."

有學者後來補充：人們一般指的 First do no harm，即「以不傷害為首要」（拉丁語：Primum non nocere）的確是希波克拉底誓言的一部分。儘管該語句並未出現於公元 245 年的宣誓版本，但版本中也宣告了目的類似的含意 ——「我將摒棄所有故意的錯誤和傷害。」

在希波克拉底學問的《流行病》（第一卷）中找到相同的語句：「當你與疾病打交道時要實踐兩件事：一就是幫助患者；或就是不要傷害患者。」
"...to help, or at least to do no harm." Epidemics

今次的探索，來到了 2500 多年及公元 245 年這一段，是否使腦衝擊更大了？真的是這樣，整個西方醫學界的醫學之父希波克拉底的原始精神，他所教導的正是這樣的一種治療學問。

張開眼和打開心靈再看看醫學之父的一些代表性的名言：

1 「知道是甚麼樣的人得病（識得病者）比知道一個人得的是甚麼病（識所得病）更為重要。」[註1]

"It is more important to know what sort of person has a disease than to know what sort of disease a person has." – Hippocrates

2 「讓食物變成你的藥，讓藥物成為你的食物。」意謂「藥食同源」[註2]

Let food be thy medicine and medicine be thy food. – Hippocrates

3 「我們內在的自然力量就是疾病的真正治癒師。」[註3]

Natural forces within us are the true healers of disease. – Hippocrates

4 「醫學是所有藝術中最高尚的。但是，由於那些實踐它的人的無知，以及那些對這門藝術輕率地批判的人的無知，導致它目前遠遠落後於所有其他的藝術。在我看來，他們的錯誤主要源於：在各

註 1 這絕對是自然醫學的骨幹思想之一。每一個病人都是獨立的身心靈存在體（A Unique Profile）。就算換了在二千多年後的今天，我作為其中一位執業的自然醫學醫生也需要根據每一個病人不同的要素，如基因遺傳特徵（易感基因和強壯基因等、端粒的破損度、內分泌以及自主神經系統的特質、心理因素和社交健康等）以作全面分析、評估再提供授能、治療和優化的建議。這跟中醫學中，因個人特定體質而出現「同病異治，異病同治」的原理一樣。

註 2 這和今天經常聽到的 you are what you eat 和「大部分疾病都是吃出來的」，不是非常吻合嗎？吃對就是藥，吃錯就生病，藥物應該和食物般安全。自然療法正是這樣。

註 3 脊椎指壓療法和整骨術醫師 Dr. John E. Upledger 在 *Your Inner Physician and You: Craniosacral Therapy and Somatoemotional Release*, 1997 出版的一書中，引用了多個臨床案例和各種醫學佐證，引證了「內在醫能」的真實存在。相信醫學之父看到後世的這些執業醫師的綠色整全無毒害實踐和用心著作，必定會非常高興。

個城市裏，並沒有與行醫相關的懲罰（並且是專注獨有地連結這門藝術的），唯有的只是一種不光彩的個別恥辱感，但這並不會傷害（予以防止）熟悉它運作的人。這些人就像悲劇中出現的演員一樣，他們有演悲劇角色的身材、衣着和長相，但並不是真實的悲劇角色，一如醫生也有很多頭銜，但真實的醫者在現實上卻是少之又少。」——「法則」[註4]

MEDICINE is of all the Arts the most noble; but, owing to the ignorance of those who practice it, and of those who, inconsiderately, form a judgment of them, it is at present far behind all the other arts. Their mistake appears to me to arise principally from this, that in the cities there is no punishment connected with the practice of medicine (and with it alone) except disgrace, and that does not hurt those who are familiar with it. Such persons are like the figures which are introduced in tragedies, for as they have the shape, and dress, and personal appearance of an actor, but are not actors, so also physicians are many in title but very few in reality. – The Law

　　這是醫學之父希波克拉底對當時已察覺到的敗風和可預見的迷途多麼猛烈的一擊！敢問多少行醫者於夜闌人靜、午夜夢迴時細閱此章能不自省？消費者們看到祖師爺的這段嚴厲訓示又有甚麼要抒發一下？

- 「有益的飲食方案……」
- 「不會以毒物藥品與他人，縱使是被要求這樣做時……」
- 「以不傷害為首要……」
- 「識得病者……」

綠色與和平的自然醫學

註4　為了讓讀者易明，上述是採用了意釋法而非無必要的咬文嚼字。

- 「讓食物變成你的藥⋯⋯」
- 「內在的自然力量⋯⋯」
- 「醫學是所有藝術中最高尚的⋯⋯」

甚至有記載希波克拉底主張：「人間最好的醫生乃是陽光、空氣和運動。」

香港特區的醫療文化和系統跟許多的西方醫療先進的國家，如加拿大、美國、英國、德國和澳洲很不一樣；在這些國家裏，專業並受管制的醫療選擇相對完善，一旦生病甚至是為了定期養生保健或提升體質（體適能）等，已習慣在傳統西醫生（Medical Doctor）、中醫師（TCM Doctor）、自然醫學醫生 / 自然療法醫師（Naturopathic Doctor/Naturopath）、脊醫（Chiropractor）、整骨醫師（Osteopath）和順勢療法醫師（Homeopath）等各種專家中自由選擇。中國大陸和中國台灣也比中國香港開放和多元，在內地還可選擇苗醫（苗族醫學）等合法的少數民族醫學。所以我只可以有限地訪問在香港的各位，在你們非常有限地接觸過的醫療選擇內，哪一個與醫學之父的原則最相近？

中醫學哲理值得傳承

沒錯！正是中醫！中醫學的師祖們及經典古籍如《黃帝內經》的內容精要幾乎和希波克拉底所主張及詳細闡述的是完美地一致，一致到一個點 —— 我曾經和研究分子科學和中醫學的牛津學者馮國榮博士（Dr. Sherman Fung）約定並計劃合著一本《黃帝內經》與希波克拉底文獻完美對比的書。

一個東方的醫學哲學居然與西方醫學之父的學問一致？而非西醫

學？（更先不說有否背道而馳）中醫學歷史悠久，源遠流長，重視傳承，特別是其哲學思維和醫術文化藝術的傳承。這正是原因。那西方醫學的傳承出了問題麼？錯在哪裏？

我沒有足夠的資格去提供答案，但有足夠的熱誠和資料去提供一些反思、貢獻和指引。各位無論是從醫的也好，是消費者甚至是純粹求知求證的也好，弄清楚以下三件事，我們就可以弄清晰一整個醫學的原來面貌，並能貫通在本書裏將闡述的所有重點：

第一，那些學者的不相信

請大家再坐上歷史的大船查探有關醫學之父誓言的研究及議論、甚至謬論，就會發現有些學者特別是近代學者居然主張：因為沒有辦法證明希波克拉底本人有提到這個誓詞，和在他生活的 80 多年間沒有找到文獻提及這份誓詞，而傾向不相信甚至就直接主張這並不是醫學之父寫的。所以我想在此義正辭嚴的指出以下的數據和理據：

歷史上大量的偉大思想，特別是聖賢的哲學都不一定能找到其親筆文獻，包括我們無法證明釋迦牟尼世尊和耶穌基督親口說過或親筆寫過他們的一些法門或信理，畢竟那是二、三千年前之久，當時無論是東方或西方也經常依靠弟子筆錄流傳，人類的文明發展特別是有關信念和學派的流傳經常是這樣。學術界不會因為找不到親筆證據就否定先哲的理念，因為還有很多其他的佐證。

例如，研究這誓言的學者指出，最初稿的希波克拉底誓言是用古希臘語 —— 愛奧尼亞希臘語（Ionic Greek）所撰寫，而這個希臘古文的年代亦被學者公認為大約是公元前 600 年左右，正是醫學之父年代的文

字。亦有記載，早於公元 1 世紀的羅馬皇帝「克勞狄一世」身邊的一名羅馬醫生已提出這份誓詞。而所找到的最古老的一份宣言片段則早在公元前 275 年，和隨後找到的 10—11 世紀的詳細版本則存放在梵蒂岡圖書館——「梵蒂岡宗座檔案館」。就連牛津大學出版社出版的《牛津精華語錄》（*Oxford Essential Quotations*）也清晰將希波克拉底的多句誓言以及其著作的節錄記錄在內。1995 年，諾貝爾獎得獎者——約瑟夫·羅特布拉特（Sir Joseph Rotblat），波蘭裔英國物理學家更建議，科學家也需要有一個科學家版的希波克拉底誓言。

其實當學問愈豐富時，我們就會愈發覺得世上最難求的正是簡單的「Common Sense」（合理常識）。只要多閱讀希波克拉底的著作和名言，思考前文後理，就能歸納出希波克拉底的誓言充分反映出醫學之父的思想，和針對他當時所看到的執業者的流弊。再者，於 1948 年建立的「日內瓦宣言」（Declaration of Geneva）就是基於希波克拉底的誓言而改編成的。

第二，改編的影響

醫學之父的誓言被改編？是的，大量改編。「日內瓦宣言」就是第一個對希波克拉底誓言重大改編的時段。我們將時空再定位到一個決定的年代（1960 年代）。可惜，我們只可以在這時空下觀察，不能插手！在這年代，誓言被改為了要求：「由始就是對人類生命給予最大的尊重」，將這使命宣言改編，不再向任何神明或眾位神祇前的宣誓，而只是對「他人」的世俗義務。1964 年，塔夫茨大學醫學院院長路易斯·拉薩尼亞（Louis Lasagna Academic Dean of the School of Medicine at Tufts University）改寫誓言時，祈禱文就這樣被省略了。這一個版本後來被廣

泛接受。到了 1989 年，調查顯示，126 所美國醫學院中只剩 3 所使用原始誓言，33 所使用日內瓦宣言，67 所使用「修改後」的希波克拉底誓言，往後一直影響着世界各地和整個醫學界。

例如，今天香港的醫學院包括牙醫學院也沿用這 1964 年路易斯·拉薩尼亞的版本，而「香港醫務委員會」（The Medical Council of Hong Kong）採用的「專業行為守則」（Code of Professional Conduct）2016〔Part I（D）–2018〕則是引用日內瓦宣言，直至 2006 年法國的修訂版。

第三，撤除對疾病的迷信

第三點，我想説的是，這誓言或宣言就是影響每個醫師 —— 從他被教育、畢業、入職、執業和日後的監管，以致思考方向及重要醫務決策等方面。那歷史上這些重要的改編是好是壞？是正向？是偏頗？

我在其中一條博士班的必考題就是要求學員對比新舊版的希波克拉底誓言。記得一次，我主理兩個優秀的畢業生在論文答辯（Oral defense）時，聽畢愛徒那比較一面倒支持改編版的誓言後，我最後只語重心長地問他們一句：「移除了向神明宣誓而向『他人』（Other people）宣誓，和從此在誓言精神裏不再連結指定的幾位古希臘醫學神祇了，對一整個醫學史和未來產生甚麼影響？」學生愣了一下。因他們深深了解每一位醫學之父在誓言劈頭第一句就指定的古希臘神祇們，所代表着的深厚意義和互補性。每一個參與自然醫學課的學員都必須要修讀這們學問，在作業中亦要求他們選擇最同類和尊崇的一種精神去為將來的執業方向定位。

最後這兩位優秀學員也成功博士班畢業了。現在亦是兩位非常有名的執業自然療法醫師，主攻聲頻治療。我在學生答辯裏沒有預設任何標準答案，這亦是一位教授應該有的專業。我本身客觀地去觀察新版的誓言，認為也許有一些會更切合當代的法律規則和醫療運作。而且後人亦可往希波克拉底的文獻裏繼續學習其精神。但是後人必須要反思、去弄清的一點就是，為甚麼醫學之父在第一句就指定向這些神祇來宣誓呢？

　　大家需要知道，醫學之父的出現，其中一個在人類文明上的公認重大價值，在於他撤除了以往對疾病的迷信。他是西方史上的首位醫師，亦因其不相信疾病乃天譴或超自然力量所致，並且認為主因乃環境因素、飲食及起居習慣而教育人類，打破迷信。因此，反對和破解迷信的醫學之父，顯然是藉助一種以更高維度的思考方法，通過古希臘神話的寓意來表達醫師神聖的任務，和演繹一個真正完美的醫學系統。正是忽視了這一個重中之重的要點，醫學後來的發展才會走到看似更貼近人類，但事實上卻愈見它遠離了本來的精神和方向。

有請眾位希臘醫學神祇出場

　　我們在這章最後的一個時空旅程不得了！現在將帶大家走進更高的一個維度，走入古希臘的神話世界，看清楚在醫學之父的偉大思想裏，藏着怎樣的一個真正完美的醫療系統，一個完善緊扣、互補平衡的綜合醫學之道。不過這個旅程需要加上第三章的「認識綠色與和平的自然醫學」才可完成。

　　在這裏，我先將醫學之父點名的 4 位主要神祇和另外幾位我覺得也

必須要提到的眾神代表，先介紹給你們。「晚輩 21 世紀 20 年代的一位自然醫學醫生，和讀者們誠心有請眾位古希臘醫學神祇出場」：

首先介紹隆重登場的兩位是：阿斯克勒庇俄斯（ASCLEPIUS）和他的女兒許癸厄亞（HGYIEIA）。然後，有請許癸厄亞女神的 4 位姐妹：帕那刻亞（PANACEA）、伊阿索（IASO）、阿刻索（ACESO）、阿格萊亞（AGLAEA）。

最後出場的正是：眾醫神之母，阿斯克勒庇俄斯的妻子 —— 厄庇俄涅（Epione）和太陽神阿波羅（Apollo）。

我接收到的啟示是，醫學之父在誓言裏提及的這些眾神，深層意義在於其演繹出每個缺一不可的醫學和治療元素，而每個元素一如家人般的角色和諧，有男性力量（Masculine Energy）和女性力量（Feminine Energy）的代表，陰陽調和，平衡與互補性俱足。這就是一整個醫學系統至今所缺失的，以及將來必須要修補的一大事。我將在更適合的位置 —— 第三章就和各位完成這個醫學的時空和維度旅程。

參考文獻 References：

1. Baer HA. (1992). *The potential rejuventation of American naturopathy as a consequence of the holistic health movement Medical Anthropology*, 13, p369-383.

2. Cody G. W. (2018). The Origins of Integrative Medicine-The First True Integrators: The Philosophy of Early Practitioners. *Integrative medicine* (Encinitas, Calif.), 17 (2), 16-18.

3. Czeranko S. (2019). Adolf Just (1859-1936). *Integrative medicine* (Encinitas, Calif.), 18 (3), 46.

4. George W. Cody & Heidi Hascall. (January 2013). *The History of Naturopathic Medicine*. DOI: 10.1016/B978-1-4377-2333-5.00004-3

5. Hippocrates. In Ratcliffe, S. (Ed.), Oxford Essential Quotations: Oxford University Press. Retrieved 27 Apr. 2022, from https://www.oxfordreference.com/view/10.1093/acref/9780191843730.001.0001/q-oro-ed5-00005454.

6. Joseph E., Jr., and Michael T. Murray, Pizzorno. (2006) *Textbook of Natural Medicine*, 3rd ed. St. Louis, MO: Churchill Livingstone Elsevier.

7. Just, A. (1901). Return to Nature. 1st edition translation by Benedict Lust. 124 E. 59th St, New York: B. Lust Publishing.

8. Just, A. (1910). The new paradise of health. The Naturopath and Herald of Health, XV (12), 711-721.

9. Lust, B. (1900). *Natural healing in America*. The Kneipp Water Cure Monthly, I (5), 79.

10. Lust, B. (1901). *Prospectus of the NY Naturopathic Institute and College and Sanitarium Jungborn*. The Kneipp Water Cure Monthly, II (7), 197-199.

11. Markel, Howard (2004). I Swear by Apollo-On Taking the Hippocratic

12. Oath (PDF). *The New England Journal of Medicine*. Massachusetts Medical Society. 350 (20) : 2026-9.

13. *Nobel Prize winner calls for ethics oath*. (19 December 1997). Physics World. Retrieved 2008-07-19.

14. North, Michael (2002). *Greek Medicine: I Swear by Apollo Physician...: Green Medicine from the Gods to Galen*. National Institute of Health; National Library of Medicine; History of Medicine Division.

15. Robert Baker. (Fall 1999). *Codes of Ethics: Some History.* by Union College in Perspectives on the Professions, Vol. 19, No. 1. Sussanna Czeranko, ND, BBE. (May 4, 2014). *THE YUNGBORN – Naturopathic Doctor News and Review.* by Editor1 Posted In Nature Cure.

16. Translated by Francis Adams. (16 April 2012). The Law by Hippocrates

17. Votova, K., and A. V. Wister. (January 2007). *Self-care Dimensions of Complementary and Alternative Medicine Use among Olders Adults*. Gerontology 53: 21-27.

破解對自然醫學的謬誤——為時未晚的「醫學」反思

十大謬誤逐點破

多年前，自然醫學的師兄袁維康醫生（Dr. Andy Yuen）寫了一本好書《營養謬誤》，非常好賣，一版再版，亦是我自然醫學認證班和博士班指定的參考教科書之一。當時我在想，若要寫「對自然醫學的謬誤」怎算好？要寫多少冊才可以有理說得清？發展至今「綜合自然醫學」（Integrative Naturopathic Medicine）所涵蓋的各個專科分科已非常豐富和全面。借中醫學的理念來解說的話，綜合自然醫學的內容已廣及到治未病、治欲病和治已病的各個範疇，這個我在第四章也會帶各位認識一下。光是與自然醫學的整全營養學相關的謬誤，都已經是一整本的教科書內容。所以在這章，我選擇向我唯一的偶像，一代宗師李小龍（Bruce Lee）學習，用快、勁、準的「截拳道」筆鋒，如水般澎湃有力發勁，直接破解各種對自然醫學的謬誤。

謬誤一：自然醫學與西醫學打對台

不只打，還是那種不是你死就是我亡。

- 「西醫是賣藥的，提倡入侵性的，治標不治本的、罔顧副作用，是非人性化的……他們薪高好賺錢，未畢業就想着將來怎樣做『升球人』〔星球人的粵語諧音：意謂收入飆升至以百萬（俚語，一球＝一百萬）計算〕……」
- 「自然醫學是假的、沒有科學根據、神神化化、無法律規管、是迷信非正統的偏方異術，沒有臨床參考數據，亦沒有量化標準的根據……沒聽過……」

各有各的支持者。

然後你有你嘅生活，我有我嘅忙碌，但假如有一日，我哋真係喺路上面偶然咁撞倒，我哋會點下頭，問候一下，然後已經唔知講咩嘢好⋯⋯（〈天各一方〉歌詞，作詞：俞崢 / 丁小菲）

也許上述是一些出現過的爭端，相信亦有人急不及待的想要打開記仇錄，申訴一直在單一醫療霸權下的冤情和傷害。所以，我更加要將事實指出，讓大家看清真相。

醫學之父同樣博大精深

首先，這兩位「天各一方」的西醫和自然醫學醫生 / 自然療法醫師，是有着同一位醫學爸爸〔醫學之父「希波克拉底」（Hippocrates）〕。而且，自然醫學亦是爸爸在 2500 多年前就開始實踐的天然醫術（與帶有干預性的醫學一起是互補的「古希臘雙生系統」），至今流傳到世界各地。127 年前的近代自然醫學之父「賓尼迪克特・路斯特」醫生（Dr. Benedict Lust）亦是一位著名的美籍德國西醫，他的自然醫學共創拍檔是身兼西醫和順勢療法醫師的錫爾醫師（Dr. John Scheel）。

再者，人很容易有一種心態：當負面事情發生或重複多次發生在自己的世界裏（屬於自己的「時空 - 現實」（Space-time reality），就會「普遍化」（Generalize）所有相類似的事情。舉例，一位經歷過醫療系統種種失望、無助甚至重複經歷傷害，居於香港的病患者，他往後會比較容易或傾向認為醫學這門學問或行業就是這樣，整個香港也是這樣，全世界都是這樣，甚至人生就是這樣，病苦是無可逃避的，自己條命就是這樣⋯⋯等等。

身為一個自嬰孩直到年青時期也不停在香港各大小私立和公立醫院及診所進出的我，曾經真的如上述般以為醫療行業就是這樣的矛盾和令人感到無奈、無助和無力，醫院的那股難聞的氣味、醫生的那副難以理解的溝通行徑和充滿威嚇式的指示，總是令現實變灰。

直到我在澳洲生活，才知道「發現」（Discover）才是人生的開始，原來同一個地球是可以陽光普照、萬里無雲，充滿選擇的！若你立即上網打開一條與澳洲市民健康有關的網址，再分類篩選「自然／天然」等主題，如 https://www.naturaltherapypages.com.au，定會驚訝這「發現」。請再在網上搜尋 "Holistic Doctor"，即身心靈整全導向的醫生。你會發現一大堆在本書常提及的各種自然醫學名詞，包括整全治療（Holistic Healing）、草本藥（Herbal Medicine）、能量醫學（Energy）、天然療法（Natural Medicine）、潔淨和排毒（Cleansing & Detoxification）、體重管理（Weight Management）、情緒失調治療（Mood Disorder）、輔助療法（Complementary）、生活風格（Lifestyle）、體質評估（Body Assessment），甚至自我緩助（Self-help）、健康目標設定（Health Goals）和占星學（Astrology）。很神奇嗎？有不少記載也談及醫學之父「希波克拉底」診症或治療時經常運用占星學和數字學，他也會分析嬰兒出生的月份。不可思議？現在是誰在矛盾？不願去接受新事物？去發現？

2020 年，我在深圳看中醫，一所位於南山區市中心，正規、有規模、裝修現代化，並有實習醫師實習的中醫診所。40 歲左右的主管中醫師看診時就是加上術數分析病人的 Unique Profile 個別或獨特的生命體。人家是非常隨意大方地和我商議這種多方位的分析法，講解有甚麼好處，並且應用電腦軟件。醫師運用「建議式」的傳意技巧來問我的看法，

達到同頻的一致性協同方向。有甚麼問題？我覺得非常好。我很多的中醫師朋友也會這樣做。

> 醫學之父絕不遜色於博大精深的中醫學，2500 年前說過：「不懂占星學的醫生沒有資格去行醫。」（當然，我認為醫學嚴父的真意是不去探索、了解和研究宇宙與生命的奧義，你怎去行醫？）
>
> *"A physician without a knowledge of astrology has no right to call himself a physician" – Hippocrates*

再回到網頁，有關 "Holistic Doctor" 整全導向醫生的分頁面，大家會找到一位姓 Phatarfod 的女醫生，看看她主要提供的是甚麼醫療服務。沒錯，是古印度醫學阿育吠陀醫學，「阿育吠陀治療系統和阿育吠陀的古老原則與現代西醫學的生活應用」（Ayurvedic Medicine/Healing system of Ayurveda/Ancient principles of Ayurvedic living with modern Western medicine）是她的標題。

再看看 Phatarfod 醫生的專業背景？MBBS 和 FRACGP〔Fellow of the Royal Australasian College of General Practitioners（Australia）〕，即西醫學內外全科醫學士和澳大利亞皇家全科醫學院院士（Fellow）。對啊！她是專科西醫學醫生，並擁有 30 年的 GP（General Practitioners）執業資歷，難道醫生是精神分裂？那當然不是，反而是人為將學問分裂，而且當正常的一群是小眾時，小眾很容易被視作不正常。事實上，這位整全醫生的背景，正是我們經常會看到的優秀業界人士的特徵，學貫多種專科治療學問、傳承先哲經驗、與時並進。在澳洲，GP（General Practitioner）屬專科，和內科外科一樣，具有相關培訓課程，不是每一

個 MBBS 也自動可以當 GP，當地的中文譯作「全科醫生」，新西蘭也一樣：「全科醫生所受的訓練是對一個人可能有的一系列健康問題，作全面性的處理『在提供治療時考慮病人整個身體與環境』要受過十年的醫療訓練。全科醫生提供一個人一生持續的保健服務」（源自：*The Healthpoint directory New Zealand Australia* 中文版），這種西醫學資深背景去實踐一門世界上最古老的醫學體系之一的古印度阿育吠陀醫學（歷五千多年），是一件多麼令消費者安心的事。

阿育吠陀被譽為「醫療之母」，據相關文獻記載，阿育吠陀的醫生對於植物的強力醫療特性具有非凡的先知灼見；所以直到今天，大部分自然醫學院的課程設計都包含阿育吠陀醫學這一科。記得有次我去探訪自然醫學的前輩袁大明醫生（Dr. Alexander Yuen），他將非常大的一本印度療法書籍放在診症枱上，笑着對我說：「這樣博大精深的醫學真的要用很多時間去研究，時常看完再看。」說罷將古籍翻開給我看，前輩的分享和笑容，記憶猶新。移居澳洲前我再拜訪他，在他家中晚餐後看到他書房裏每幅高高的牆壁上也放滿了醫書，他和我說：「差不多了，你看到的…… 你想做自然療法醫生，把這些數量左右的書全都熟讀……」。當時我很興奮。就如 Phatarfod 醫生的畫面，在這樣的一個醫學學問大海裏，一個執業 30 年的全科醫生應用阿育吠陀醫學，完全符合科學的藝術（Scientific-art）的理想整全醫學境界。

再**發現**，看看一間 Medical and Dental Centre 醫科及牙科診所改了甚麼名字？對，XXX "Wholistic" Medical and Dental Centre，"Wholistic" 是 Holistic（身心靈整全）的另一種英文寫法，打開這診所的網頁一看，除了強調牙科以預防性為導向外，還會看到他們的專家團隊成員有傳統的西醫學配合自然療法、針灸和中醫草本藥醫師、區域反

射療法治療師（Reflexologist）、整骨療法醫師（Osteopath）、專注於意外後、體弱或慢性病修復的瑜伽導師（Remedial YOGA Therapy）、註冊護士、順勢療法醫師（Homeopath）和臨床心理學家（Clinical Psychologist）。

難道他們晚上關上門打對台？請問矛盾在哪？相反，跟其他醫學先進國家和高級診所一樣，中心希望讓消費者知道診所是"Wholistic"人性化的，"All of our practitioners are friendly, fully qualified and very experienced"先介紹給消費者的是醫師的友善、平易近人，然後才是資格和經驗。

若你驚奇夠了，再**發現**，你還會在連結中找到很多執業中醫師，其中有同時擁有中醫師和西醫生資格的醫生，如 Quentin 醫生還很自豪地分享他是澳洲首位的中醫兼西醫生，分別畢業於悉尼大學（Sydney University）和墨爾本皇家科技大學（RMIT University）。難道他自己打自己？我 20 多年前在墨爾本執教時已發現 RMIT 大學有五年制的中醫學雙學士課程，當時西方外語學生第一年需努力學習漢字，然後第四年還要遠赴中國中醫院實習。中醫師的地位在澳洲一直很高，收費甚至比西醫高。至近年 RMIT 大學還開辦「輔助醫學哲學博士」（PhD in Complementary Medicine）。[註1]

「咪係咯，你又唔認識的！又無親身去過！網上啲嘢假㗎！」（港式粵語）

我隨意引用的這個網站 Natural Therapy Pages（NTP）建立於 2004 年，在澳洲全國各地擁有超過 15,000 位擁有各種認可資格的醫生或治療師登記，並連結了各個醫學專業學會、醫學院，還有英國和紐西蘭的

註1　最後搜索日期至 2022 年的 4 月。利益申報，我並不認識 Phatarfod 醫生以及上述的醫師和診所，只是寫作時的一些資料搜索。

版面（可以搜索到相類似的結果）。其實就算各位隨意在瀏覽器輸入
"Australia Holistic Doctor"（澳洲的身心靈整全醫生），都會找到最
少幾百至上千個的連結，而且連結中有西醫生、自然醫學醫生和各種
專家。

　　回應下港式粵語的質疑，那就以親身的例子再破除這個謬誤。Dr.
Michael Ellis 是我自然醫學院的講師團隊和國際顧問醫生成員，亦是我一
位很談得來的醫生朋友。Ellis 醫生從英國移居到澳洲，是位「全科醫生」
和「小兒科」醫生，為了追求醫學上的整全學問，繼續在澳洲攻讀碩士
課程，研究「治療的藝術」（Healing Arts），同時擁有文學、社會學和
哲學的學位。Ellis 醫生在墨爾本執業，提供綜合醫學的服務，而 Michael
應用最多和最喜歡研究的正是自然醫學。多年來他經常通過電郵或臉書
（facebook）和我交談自然醫學的觀點和有關再生醫學的新技術，並對我
辦的自然醫學課程的設計提供專業建議。順帶一提，Ellis 醫生是「世界和
平組織」（Global Peace Centre）（www.globalpeacecentre.org）的創辦
人及主席，將支持和平與身心靈健康的專家凝聚一起，當中不乏世界知
名的名醫。我有幸曾在初期被 Ellis 醫生任命為 Global Peace Centre 的行
政局成員和中國及香港的醫生代表。（參考：Ellis 醫生在我自然醫學院的
網站 www.ampeace.net）

張開眼睛和心扉去發現

　　另一位，國際知名的資深「毒理學」（Toxicology）專家
（Toxicologist）、專科西醫學醫生兼醫學博士 Dr. James Siow，一位
擁有 18 個專科／國際認證資格的澳籍馬來西亞華人醫生 —— 蕭醫生
（James）。James 是我最談得來的醫學界好友，就如兄弟般，我們可以隨
意在墨爾本街頭的咖啡店坐着就談上幾小時，甚至由白天談到晚上，對

醫學的種種不足和反思暢所欲言。有一次我們再加上一位主攻皮膚專科的醫學美容醫生友人三個一起在車上，我提及正在處理一個案例：一位對任何她曾接受過的治療都會產生激進反應的濕疹病人個案（除了氣功治療），三人研究討論到後來將車泊上了路邊，一起詳細分析和提出建議，這是一副多美的圖畫。

我是這樣結識蕭醫生的：2014 年我如常地每年回墨爾本一至兩個月，但這次因為已和大學及美國的醫學院合作推出自然醫學的海外課程，我便以自然醫學院院長的身份電郵位於墨爾本的澳洲國立綜合醫學院（National Institute of Integrative Medicine, NIIM），希望 NIIM 可以安排參觀和探討學術科研上的交流。當晚我收到回覆，回覆的正是當時 NIIM 的毒理學中心主席兼在 NIIM 診所中心執業的專科醫生蕭醫生，他在同一週安排了自己和 NIIM 的創辦人主席 Professor Avni Sali 教授一起接待我。當天發生了一件趣事，後來蕭醫生才讓我知道，當時他倆刻意為了我這訪客穿上了西裝和領吔，而我則因為天氣又熱又猛陽光，更為了配合澳洲的隨意 casual 風格，穿了件 T 恤和牛仔褲就去拜訪國立級的醫學院。

我刻意重提這則趣事是想指出，這是對醫學學問無差別觀的、多麼專業的尊重。劇情順理成章，我們真的暢談甚歡，一個月後在我回港授課前，蕭醫生熱情地推薦並安排了 NIIM 任命我為國立綜合醫學院的客席教授（Visiting Professor）。一年後，我被 NIIM 邀請參加每年的年度國際研討會，以主講嘉賓（Keynote Speaker）身份發佈我的專題「瑞士及德國生物分子醫學」，並於副會上贈送了一本我恩師池田大作教授（聯合國和平獎得主、世界冠桂詩人和日本及美國創價大學創辦人）與醫學代表的對談集《佛法與醫學——邁向健康新紀元》給上述提及到的朋友 Ellis

醫生。當年代表香港的有兩位醫生 —— 我和一位西醫學醫生林醫生（Dr. Paul Lam），林醫生是蕭醫生在香港的毒理學專科高徒。席上，亦有另外一位澳洲的自然療法醫師（Naturopath）發佈另一專題：「備孕前專科健康管理」（Preconception Management），令我擴闊了眼界，後來更成為了我診所的服務之一。

請問上述有哪裏，何處存在打對台成分？不止是澳洲，繼續看完本書，各位就會發現世界各地的真正醫療先進國家的情況也是一樣，世界趨勢也是一樣。

中國也有令人非常鼓舞的發展，包括中醫學的地位已漸漸回歸，在《中華人民共和國國民經濟和社會發展第十四個五年規劃和 2035 年遠景目標綱要》中，國務院辦公廳於《「十四五」中醫藥發展規劃》的通知（國辦發 [2022] 5 號）表示，「目標到 2025 年，中醫藥健康服務能力明顯增強，中醫藥高質量發展政策和體系進一步完善，中醫藥振興發展取得積極成效，在健康中國建設中的獨特優勢得到充分發揮」。中國廣東省已開設多間中醫藥醫院或中西醫綜合醫院，如順德中西醫綜合醫院。我在中國從事健康業已多年，期間交流拜訪過多所的私營以及藥科大學附屬醫院，總括來說中國內地的發展比香港特區都開明、革新和緊貼世界趨勢，很多的醫院如我曾應邀參觀過的「廣東藥科大學附屬醫院」也設有健康管理和預防醫學的專科部門；大型私立醫院如廣州的「祈福醫院」早在十多年前已開設「自然療法」的專科部門，創辦人及院長彭磷基教授多年來一直致力推廣自然療法和綠色的綜合醫學，著有多本相關著作。

為配合國情和全球性的健康新趨勢，中國政府近年更投入以萬億計的資源支持健康業的發展，並大力推廣健康管理師的專業。近年我亦多

註 2　祈福醫院參考網頁 http://m.clifford-hospital.org/dept/doctor.html?id=182

次應邀到深圳、上海、北京等地主講自然醫學講座，亦被中國大陸的私營醫院及大規模的醫療中心邀請到三亞和常州等城市診症。[註2]

在井底發生的無理事，上不了國際舞台。將井口貼上國際大都會這個標籤也是一樣的結果，搞盡腦汁把井口封了，不讓外來專家進入，結果也一樣。世上沒有任何能擋得住潮流和真材實料的謬誤。

謬誤二：自然醫學與西醫學無法和平共處？

塵世間沒辦法杜絕偏見、視而不見或排斥歧視等人性陋習，人類歷史經歷了近代幾千年的文明進展，仍然在學習如何管理傲慢、無知和偏見這些深層議題。但我們可以學習多些去發現和持平。上述不是提供了好幾個活生生的現實案例嗎？這些同時擁有西醫學與自然醫學醫師及各種專科治療師的診所中心，已經在世界各地的醫療先進國家成功並和諧地運作多年，正在改革醫療的不足。

現在分享我在澳洲國立綜合醫學院的經驗，醫學院的診所中心設在低座一整層，診所駐診的專科專家包括：多位一致以「綜合醫學」為導向的全科西醫生（Integrative General Practitioner）、精神科醫生（Psychiatrist）、自然療法醫師、自然療法營養學草本醫師（Naturopath Nutritionist Herbalist）、整骨療法醫師、針灸治療師、營養諮詢師兼健康教練（Nutrition Counsellor & Health Coach）、肌療法治療師（Myotherapist）、順勢療法醫師、臨床心理學家和綜合心理學家（Integrative Psychologist）。

在我造訪交流的幾天，基本上沒有看過蕭醫生（Dr. James Siow）開過處方西藥（Drugs），他大部分個案也是以螯合療法（Chelation）來排

毒去重金屬，配以適合的營養輸液，再建議一個適合份量的口服微量元素和維生素補充劑，如鎂和鋅等（他是一位西醫，有需要時也會通過專業評估後在輸液中加入抗生素）。這些都是 ND（Naturopathic Doctor 即「自然醫學醫生」）常建議的療程——**讓患病者迅速除去毒素的負荷和幫助身體配備最佳水平的條件來恢復健康**。相信唯一的分別是，若換轉我是主診醫師，抗生素的部分就會應用順勢療法或草本配方來取代。這是消費者的知情選擇，兩種醫學在澳洲和很多先進國家也受到管制，亦有專業保險的承保，消費者有保障，甚至可以是兩位醫生（一位西醫學和一位自然醫學）來商量，這也是我常做的事。在我比較活躍於澳洲的幾年間，NIIM 亦有幾次問及我是否有意向及時間教授氣功，可惜我時間上難於安排。[註 3]

這算是合作嗎？正是很和諧的合作。

近來，一位資深西醫，剛從澳洲進修自然療法多年回港，通過友人介紹找我推薦他購買自然療法的專業醫師承保。擁有一個醫學家庭背景的他，女兒是一位出色醫生，專攻抗衰老，我們很快就談得來。他氣憤憤的和我訴說：「真激氣！明明現在世界趨勢就是自然醫學，你知的，你看！澳洲差不多每個診所都駐有 Naturopath！多全面！……但和他們（西醫）總是談不到兩句就合不來！」他的分析是，以澳洲為例，就算純粹從西醫生的效益角度來看，當西醫診所至少有一位自然療法醫師拍檔的話，就絕對可以平衡西醫和中醫診所的性價比和整全優勢對比。從企業家的思維或經濟角度來看，他的分析很正確。而且從消費者的角度去看，亦是更全面的保障和選擇，是三贏；若國民受惠而整體人民健康素質上升，醫療負擔少，國家也贏。至於談不來？就和下一個謬誤有關。

註 3　參考網站：https://niim.com.au/clinic（澳洲國立綜合醫學院官方網站）

謬誤三：自然醫學是非科學性（Unscientific）的？

自然醫學是非科學性（Unscientific）的？沒有足夠的臨床數據，所以不是醫學。我膽敢說，任何一位有真材實料的自然醫學醫生也能回應和破解這個謬誤，簡直是謬論！相反地，連這個謬誤也沒能力和沒膽量去依理直斥其非的話，你沒資格行自然醫學。

首先，誰說醫學這學問只有科學（Science）的元素？

「醫學是所有藝術中最高尚的；但是，由於那些實踐它的人的無知，以及那些對這門藝術輕率地批判的人的無知，導致它目前遠遠落後於所有其他的藝術。」
——醫學之父希波克拉底

在第一章已提及醫學爸爸這嚴厲直接的教誨。無知和輕率地批判的人二千多年來仍一直存在，所以改革是漫長的。就算我們完全根據傳統醫學的歷史和方向走，依據 1964 年塔夫茨大學醫學院院長路易斯·拉薩尼亞（Louis Lasagna Academic Dean of the School of Medicine at Tufts University）修改（其實是改寫）的希波克拉底誓言（Hippocratic Oath）——第四條是這樣寫的：

「我會牢記，醫學與科學也一樣存在着藝術，而溫暖、同情心和理解是可以勝過外科醫生的手術刀或化學師的化學藥物。」
I will remember that there is art to medicine as well as science, and that warmth, sympathy, and understanding may outweigh the surgeon's knife or the chemist's drug.

而根據完全改編新的潮流版 —— 2021 年明尼蘇達大學醫學院的誓言（Class Oath, University of Minnesota Medical School, Twin Cities Campus Class of 2021）：

> 「我保證以身作則去擁護醫學實踐的誠信和美德。我渴望卓越，亦同時銘記自己的局限性並對別人的聲音保持開放態度。」
>
> *"...I pledge to exemplify the integrity and the virtues that sustain the practice of medicine. I aspire to excellence while being mindful of my limitations and open to the voices of others."*

　　所以，保持開放態度，聽！新潮的誓言繼續宣示指引醫生：

> 「我承諾向我的患者、同事和社區努力學習，以推進治療的藝術和科學。」
>
> *"I pledge to learn diligently from my patients, colleagues, and communities, to advance the art and science of healing."*

　　再讓你多點，看看「香港醫務委員會」的「專業行為守則」也採用的日內瓦宣言（直至 2006 年法國的修訂版）第六條：

> 「我將盡我所能維護醫學界的榮譽和崇高傳統。」
>
> *"I WILL MAINTAIN by all the means in my power, the honour and the noble traditions of the medical profession..."*

醫學的崇高傳統就是上述，從醫學之父直到現代的治療藝術和科學。

禮讓不代表沒底線，我搜索、調研和細看過有關醫學傳統精神的論文和專欄文章以百計算，發現當中除了有非常多文獻是由專業、道德水平高尚和緊貼身心靈整全導向的學者和專家用心撰寫以外，亦有些胡說八道的謬論誤導文章。

我不開名，只提供一些撮要給有良心、有知識和基本邏輯的人士自己判斷：「醫生不再是治療師，治療也不再是一門藝術，而只是一種服務……，誓言促進醫生的倦怠……，堅持誓言並不能保護醫生免受任何法律上的困難……所以跟隨法律為主……」本章絕不會回應此等主張。而正是此等主張，產生了今天「只要不犯法，甚麼也可做」和「正確的也不一定要做」的醫學敗風。

假如，自然醫學說西醫學是非藝術性（Unartistic）的，偏離了治療藝術（Healing Arts），所以不是醫學，怎麼樣？

我持平回應，這亦不成立的，但是要看世界而不要看井底，我們以事實來談論。大家可隨意在瀏覽器上輸入 "Healing Arts Clinic"（治療藝術診所），你會發現非常多位於世界各地的診所就是用「治療藝術」（Healing Arts）來命名。

位於紐約的大型醫學中心 —— 蒙蒂菲奧里醫學中心（Montefiore Medical Center）和其蒙蒂菲奧里醫學系統是紐約首屈一指的學術衛生系統之一。它由 10 間醫院和 200 多個門診護理站組成，駐有超過 20 多種專科醫生包括牙科。蒙蒂菲奧里及旗下著名的「阿爾伯特愛因斯坦醫學院」（Albert Einstein College of Medicine）因其卓越的臨床表現而享

譽全國，「代表着對患病者的關懷、科學和教育的未來。我們的承諾很簡潔：為我們服務的每個社區的每位患者做更多的事情。」這是學院的理念。

這樣全面、知名和國家認可級別的大型專科醫療組織正是一個將「治療藝術」（Healing Arts）元素融入、支持並大力推廣治療藝術的機構：「以患者為中心的治療藝術」（The Healing Arts as Patient-Centered Care）和「藝術與健康／治療之間的連結」（The Link between the Arts and Health/Healing）是蒙蒂菲奧里對治療藝術的標題，中心更用身心療法（Mind-body Therapies）、笑聲和幽默感（Laughter and Humor）、冥想和靈性修煉（Meditation and Spirituality）和參與任何創作過程（Engaging in any creative process）等細節來靈活地演繹生活的治療藝術。[註4]

自然醫學當然不會反對科學，亦不是「非科學性」，自然醫學一直主張的是平衡，是藝術與科學的和諧並用，如上述有識之士和大型機構的理念，以患者的整全健康為中心。我們視每一位患者都是一個獨立的身心靈生命體（A Unique Profile），在治療過程中，涉及人性化或個性化的需要時，不妨多用些藝術；涉及系統性的、病理分析或臨床建議的，不妨多些科學應用，而只要能夠令患者康復並無毒害性，那怕只是來自心理因素，亦一樣平等支持重視。醫學之父的指導就是打破迷信和「醫學是所有藝術中最高尚的……」，極端執着科學也是一種迷信，迷信不犯法，但亦絕非批判自然醫學的歪理。

謬誤製造者或被誤導者，希望你們覺醒並向知性回歸。

註4　參考網址：https://www.montefiore.org/healingarts-what-are-the-healing-arts（美國紐約蒙蒂菲奧里醫學中心官方網站「治療藝術」）

有趣的臨床數據

「臨床」是醫學術語，指直接接觸病人，對病人進行實際的觀察。而臨床醫學（Clinical Medicine）則是以醫學的基礎，對病患的問題（有關身體或心理的疑問、不適或疾病）加以診斷，直接面對病人、直接參與診治病人的一門實踐性的應用學科。從醫院內部分工來說，亦可分為臨床、醫技、行政、工勤等部門。臨床科室是醫院的主體，它直接擔負着對病人的收治、診斷、治療等任務；臨床人員包括直接參與治療、護理病人的醫生和護士等。若以內容或專科區分的話，也可分成各個臨床學科，如內科、外科、婦產科、小兒科、精神醫學、神經科、泌尿科、皮膚科、眼科、耳鼻喉科、康復醫學、麻醉學、骨科學、放射科學、急診科學等等。分類並不是統一的分類，可因應各地或各種醫療機構及系統來更新。廣而言之，若診斷或治療的對象直接是病患者的學科，亦可以加上「臨床」兩字，如臨床心理學。

這個謬誤涉及的主要是關連到「臨床研究」。臨床研究或臨床試驗是由病患者協助進行的醫療研究，透過病患者自願嘗試新的診斷技術或療法，或自願加入特定疾病的群體接受觀察，找出預防疾病或改善生活品質的方式。臨床試驗可用來驗證或推翻假設，並且能確保新的藥物、療法、及診斷工具的安全應用。臨床試驗的方法或研究類型有多種，包括：干預法、觀察法、圖表判讀法、登錄法和檢體搜集與研究文獻等，而藥物的臨床試驗（Drug Trial Phases）亦需分階段，由零期直至聯邦藥物管理局（FDA）核准上市後的第四期。

重點來了，這裏所指的是「Drugs」——單一的或是由多種活性成分組成的化學物質，並經常帶有毒性或副作用，所以才必須要經過如上述四期的測試，檢定化學藥物的人工生產過程、毒素和副作用（Processed, toxicity and any side effects）的指數是否在「安全」範圍，正因為要控制化學物質 Drugs 的毒素和副作用的可用量，在試驗期亦必須要應用安慰劑（Placebo）來考慮「安慰劑效應」，又名「偽藥效應」（Placebo Effect）。

而時常用來批判和抨擊自然醫學療法的所謂不足的「臨床數據」的基調，正是根據化學藥物的要求或準則來編造。一招不夠通常也多加一招南轅北轍的「雙盲」拳你看。雙盲試驗是指，受試驗的對象及研究人員並不知道哪些對象屬於對照組，哪些屬於實驗組。只有在所有資料都收集及分析過之後，研究人員才會知道實驗對象所屬組別，即「解盲」（Unblind）。

這兩式絕技就是西醫學多年來在一整個化學藥物工業中的「嚴謹要求」看家本領 ——「雙盲」和「安慰劑控制」（Double blind placebo controlled）。作為一個醫師，我很認同要嚴謹，雖然我從不用 Drugs（根據自然醫學的執業守則亦不可用），但亦同意甚至期望化學藥物的檢定應該比現在更嚴謹。

自然醫學主張和應用的是無毒、無害、無副作用的手段，包括所服用的滴劑、水劑、小丸球、植物膠囊、噴霧等，都是草本、植物或小量的生物提取物作為源頭，非但不是以化學物質為基礎，更加是以愈接近食物級別的安全準則愈好，這正是緊守醫學之父「藥食同源」的醫學理念。所以自然醫學醫生一般留意的反而是生產草本或超營素補充劑的廠

商是否達到高水平的認證標準（如 cGMP、GLP、TQM、ISO、符合 FDA 的生產設施要求等）、原材料的品質和有機認證（如 USDA、Ecocert、ICO、SGS、HALAL、Non-GMO 等），以及提煉方法（如冷提取、冷壓或稀釋等）。自然醫學亦不會硬性規定某一個服用量的藥方用在不同的人身上會導致可以量化的同一樣生物效果，更不會認為坐在洗手間旁邊服用跟躺在六星級酒店的露台凝望着夕陽時服用同一服自然醫學的藥方會達致完全一樣的療效。因為自然醫學關注心靈因素和患者整體的生命圓環，包括患者社交和生活風格（身、心、靈、境）。甚至乎，一些順勢療法的學派會教導患者在服用前需要把順勢療法的配方拍打授能，自然醫學的治療系統因為是基於患者獨特的個性化來處理，所以會像中醫師的用藥情況相類似地出現「同病異治 異病同治」的情況，用量亦不一樣。這點本書會再作闡釋。

　　「雙盲」和「安慰劑控制」（Double blind placebo controlled）為基礎的西醫學主導的化學物質臨床試驗，適合用於倚靠開處方化學藥品（Drugs）的西醫學，而自然醫學的醫學循證，則有這門學科本身的要求和特質。

　　這個謬誤也有升級版 —— 醫學是純科學性的，從事醫學的執業者都是以「生物學」（Biology）為基礎，其他的都是後補後加的非必要枝節。那請你再回到校園，選一科生物科學（Biology/Biological Science）來進修，然後執業做一個你最喜愛的生物學家（Biologist）而非醫生（Medical practitioner）。

美國國家衛生研究院的 NIH（美國的政府機構）——國家癌症研究所（National Cancer Institute）將醫學 Medicine 定義為：「指用於預防、治療或緩解疾病或異常狀況症狀的實踐和程序。」國家衛生研究院 NIH 亦對各種醫學，包括預防醫學、草本藥學、替代醫學（Alternative Medicine, 很多時被認為是自然醫學的別名）、精準醫學等都提供了定義和論述。[註5]

美國國家衛生研究院的國立醫學圖書館（National Library of Medicine）的文獻中有清晰的論述：

「醫學既是一門藝術，也是一門科學。兩者相互依存、不可分割，就像硬幣的兩面一樣。醫學藝術的重要性在於，我們（行醫者）必須與人（人類）、他或她的身體、思想和心靈打交道。要成為一名優秀的醫生，就必須成為一名具有足夠科學知識的優秀藝術家。」文獻的撰寫人 Sadhu Charan Panda 醫生是《社區醫學期刊》編輯，也是醫學院的助理教授和高級講師。他在省和國家期刊上發表文章，並在各種會議上發表演講。

美國歷史悠久和聞名世界的《韋氏大學詞典》將醫學「Medicine」定義為：「涉及維持健康和預防、減輕或治癒疾病的科學和藝術。」（最新更新於 2022 年 4 月 24 日）[註5]

大英百科全書 *Encyclopaedia Britannica* 對醫學的文獻指出：

「醫學，是有關維護健康和預防、減輕或治癒疾病的實踐。在其最廣泛的形式中，醫學實踐——那就是說，促進和關心健康是與這個理想有關。」而生物學（Biology）是處理有機活體及其生命過程的科學分支。

註 5　"Medicine", Merriam-Webster.com Dictionary, Merriam-Webster, https://www.merriam-webster.com/dictionary/medicine.

生物學涵蓋多個領域，包括植物學、保護學、生態學、進化論、遺傳學、海洋生物學、醫學、微生物學、分子生物學、生理學和動物學。自然醫學醫生也經常會參考這門學問。

現在，弄清了上述的要點，我才能為你們打開以下自然醫學豐富得驚人的臨床醫學循證。

但要再嚴肅指出一次，若還是執着於不是「雙盲」和「安慰劑控制」方向的化學物質臨床試驗數據，就不視為認可數據或非純科學為基礎的學科則不為醫學的話，本書一概不予以回應。因為這樣只會是一場八婆爭拗。別以為讀得書多就不會是八婆。學歷高或專業人士級的八婆爭拗，本質上基本全無差別，就是：我的一定是對的，我的最有理，我的才是準則，你說的不用聽不用分析，因為一定錯，不符合我的標準所以錯，我比你大聲就是我絕對正確的證明。不少如醫學之父形容的「無知和輕率地批判的人」更會將這再升級說自然醫學就算有科學元素也是「偽科學」。

千萬不要做偽學者，好好學習，欣賞以下自然醫學的歷史長流和浩瀚醫學循證：

- 自然醫學整體的理論根基長達兩千多年，就算只拿近代的西草本藥學為例，就是一個以幾百年為單位的一門自然醫學專科。澳大利亞的「國立自然療法醫師和草本藥醫師協會」（National Herbalists Association of Australia 後改名為 Naturopaths and Herbalists Association of Australia）成立於 1920 年，超過一百多年之久。

- 若以世界性的草本藥學（英語為：Herbal Medicine (HM) / Botanical Medicine/Phytomedicine/Phytotherapy/Herbs/ Herbal Materials/Herbal Reparations）為論據的話，我們更為以下數據而感到驚嘆：

地球現有的植物種類約有 350,000+ 種（包括種子植物，苔蘚植物和蕨類植物），其中已被確定的品種則達 287,655 種。而草本藥療法中所使用的植物部分，包括種子、漿果、根、葉、水果、樹皮、花，甚至整個植物等。關於藥用植物的書籍記錄至少可以追溯到 5000 年前的蘇美爾人，而草藥的實踐更可以追溯到 6000 年前的古印度和 8000 年前的中國。

在印度，具有草本藥用價值的常用植物品種達 3,500 種之多，有 500 多種經常用於當代的阿育吠陀療法中。大家知否，在以化學生產技術為主的藥物工業，自 1950 年以來，以「美國食品和藥物管理局」（FDA）為基準的話，僅批准了約 1,200 種的新藥。況且，根據 1999 年世界衛生組織資料所顯示（Al-Douri2000），許多發達國家的人們已經開始轉向替代或補充療法，包括草本藥等天然療法的方向。

天然草本藥學除了如上述所說的以百年、千年計的累積豐盛經驗、古籍和近代記錄較詳細的臨床實踐案例外，近期的科學研究證據亦大力支持草本藥學——明尼蘇達大學 Minnesota University 的 Dennis McKenna PhD 博士就在大學的科學文章上指出：「有越來越多的證據為基礎的研究支持各種植物藥……目前，關於植物藥物是否有效，以及在現代醫療環境中，使用它們是否合適的激烈爭論很多。一些批評指出，植物藥的臨床研究質量差，受限於小樣本，治療持續時間有限，產品特徵差等因素。然而，類似的批評亦是同樣針對藥物的臨床試驗。

事實上，最近的一項研究將使用植物藥物的臨床試驗與使用常規藥物的匹配試驗的質量進行了比較，並得出令人驚訝的結論：即草藥的西方臨床試驗的方法和報告質量平均優於常規藥物（Nartley et al., 2007）。」Dennis McKenna 博士繼而在文章中更論證：心血管和循環系統功能、消化、胃腸道和肝臟功能、內分泌和荷爾蒙功能、生殖泌尿和腎功能生殖功能、免疫功能、感染、炎症和癌症、皮膚，肌肉和骨骼功能、神經，心理和行為功能，以及呼吸系統和肺功能等各種分類的草本藥應用例子，非常值得參考。這些世界有識之士正是對於上述所論述的給予莫大的正面回應。

順勢療法乃英國皇室御用的天然療法

另一個自然醫學的必修科 —— 順勢療法也是歷史悠久，從德國到美國及到英國並成為英國皇室御用過百年歷史的天然療法。根據英女皇的御用醫師 Dr. Peter Fisher 醫生所述：「自 150 年前由維多利亞女皇開始，順勢療法已是英皇室的御用醫學」，亦有醫學記載談及，查理斯王子就是因為御醫應用了順勢療法才順產出生的。前輩袁大明醫生在他的著作裏也描述：「當年查理斯王子誕生時，英女皇伊利沙伯二世正經歷難產情況，當時大部分御醫都束手無策，但其自然療法醫生 Sir John William，便採用傳統療法藥物，幫助英女皇順利生產。」諾貝爾獎得獎者病毒學家 Dr Luc Montagnier 博士更引證出順勢療法配方而指出：「藥原素中的電磁波訊號仍然留在水液體中，而且帶有戲劇性的生理效果。」

同樣地，另一位的諾貝爾獎得獎者科學家，英國劍橋大學的 Dr Brian Josephson 教授亦有相類似的正面引證。在荷蘭的三位非順勢療法醫師教授，亦做了 25 年的應用順勢療法醫藥臨床分析，並將結果刊登在英國醫

學雜誌 *British Medical Journal 2.*，發表了達 77% 以上有效的案例結論。無論後期的一些偏見言論或文獻如何攻擊順勢療法，仍無法否定的一個事實就是，全世界多個地方的城市的自然醫學醫生或順勢療法醫師百年來至今仍然實踐着順勢療法，效果顯著。

誠實的説，在我剛執業的初期，雖然是必修科，但我對神奇的順勢療法這種訊號醫學實質上是充滿懷疑的。直到後來我於多年間親身見證順勢療法對無論從嬰孩到 80 多歲的老人家患病者的顯著臨床療效，以及它的溫順、有力但並沒有任何入侵性的副作用，才對其加深信任並多作研究。

上述已提及，「臨床」是指直接接觸病人，對病人進行實際的觀察，而臨床醫學則是以醫學的基礎，對病患的問題加以診斷，和直接面對病人、直接參與診治病人。自然醫學的各個分科包括西草本藥學、順勢療法、整全營養學、超營素補充劑、色彩治療、芳香療法、能量醫學、排毒潔淨、情緒治療、水療、以及生活風格調整等等全部都是直接接觸病人、主理或參與治療的。就如應用心理學的其中一個分支，在近代的應用符合了診斷及治療的對象直接是病患者的學科這條件，因此加上了「臨床」兩字，成為認可的「臨床心理學」，當然，臨床心理學不同於精神科專科，是不可開處方的藥物，亦沒有口服療程的。

自然醫學，是一個臨床數據龐大（不止足夠）、多元和世界性的循證（Evidence-based）天然醫學，也可以界定為非入侵性的「臨床自然醫學」。

為了總是不願接受新事物的一群，順帶一提，2020 年，美國 FDA 就批准了一款名叫做《EndeavorRx》的遊戲，主要用來治療兒童注意力不足過動症（ADHD）。這款非化學藥物「療程」是在 857 位患者身上進行了連續 4 週、每週 5 天的「臨床雙盲測試」，證明其確實「對兒童過動症有顯著改善效果」之後，才投入使用的。所以將來，我相信亦會有自然醫學的療程可以應用臨床雙盲測試。事實上，之前亦有過順勢療法的處方通過美國 FDA 的審批，只是對於我們自然醫學的實踐來看，並不是個重要的應用考慮。

謬誤四：自然醫學是被淘汰的異端，是非法的偽科學

這種想法本身的確很異端。

傳統的各種自然療法從 19 世紀初到 20 世紀一直流佈到世界各地，由歐洲醫生採用如水療法，草藥和其他傳統形式的治療進行培訓。在美國的多個省分發展至今已是一種司法管轄的執業醫生制（Licensing）。根據美國自然醫學學院協會（Association of Accredited Naturopathic Medical College）的資料，現今美國全國有 25 個司法管轄區提供自然醫學醫生的執照。

自然醫學於 1920 年已流傳至加拿大，並已有系統地建立起來。到 1925 年安大略省頒佈了規範該行業的法律至今。根據現在加拿大自然療法醫生協會（Canadian Association of Naturopathic Doctors）的資料顯示，在加拿大自然療法醫生的註冊程序仍然是由省管轄，全國包括有不列顛哥倫比亞省、艾伯塔省註、馬尼托巴省、安大略省、魁北克、紐芬蘭和拉布拉多、西北地區、新不倫瑞克、努納武特、愛德華島王子和育空地區等。註冊的醫生數字一直上升，一如市民的需求。

自然療法在印度的復興則始於德國路易斯·庫內（Louis Kuhne）的著作《新的治療科學》被翻譯時。Shri D. Venkat Chelapati Sharma 於 1894 年將這本書翻譯成泰爾古語。Bijnor 的 Shri Shriti Kishan Swaroop 再於 1904 年將這本書翻譯成印地語和烏爾都語，為自然醫學提供廣泛傳播的知識。和加拿大及澳洲一樣，自然醫學在印度作為一個獨立的醫學系統被公認和廣泛接受。印度政府於 1986 年成立了國家自然療法研究所。印度政府認識和意識到發展自然醫學的必要性，所以在新德里建立了中央瑜伽與自然療法研究委員會（CCRYN），和在浦那馬哈拉施特拉邦建立了國家自然療法研究所（NIN）。印度目前約有 500 家擁有室內和室外治療設施的自然療法醫院。這些醫院從事積極的健康傳播、身心疾病的治療和各種生活方式管理，為廣大群眾服務。

事實上，歐洲多國認為已經實踐了整個世紀的自然療法，作為一個醫療保健的系統，其原則、理論及實踐模式可與傳統醫學並存。在北美亦已編纂在醫療系統內。因此，自然醫學的教學和實踐形式，在目前的歐洲仍然很常見。所以，很難理解那些支持這個謬誤的異端思想偽專家。

自然醫學唯一比較停滯和式微的灰暗時期，亦是全人類的黑暗時期——第二次世界大戰期間和剛結束的後期。戰爭期間，世界各地對急症科、快速診斷和外科手術特別是重傷、切除及接駁手術的需求急劇增加，加上戰爭引致的大量細菌感染，導致人類對醫療保健的信任取決於當時先進的外科手術技術，製藥化學工業的引入和抗生素的量產及大規模運用。而相對傳統的治療方法則失去了優勢。這是一個科學還原論的時代，人們都傾斜地相信西醫學的「奇蹟」。這種傾向一直持續到 50 年代。（而香港特區更是直到 2000 年代亦停步不前）[註6]

註6 在抗生素發明將近一百年後的現在，全球響起了警鐘，人們在實驗室努力找尋新工具，想避免迫在眉睫的「抗生素末日」——抗生素對付細菌，然而，也強化細菌，讓細菌不斷突變，變得越來越危險、越來越難以控制。據推測，到了 2050 年，具抗藥性的病原體將會成為最常見的非自然死亡原因。

由於抗生素與類固醇的發明，使特別在美國的民眾等迅速放棄當時療效較需時但整全性的自然醫學，轉而投靠講求立竿見影的現代西醫學手段，這亦構成了一整個經濟遊戲規則的轉變，出現了醫藥業的高度產品化、工業化。自然醫學因此一段時間迅速衰退，醫院與醫學院曾經一度全部關閉。幸好在 1956 年，美國奧勒岡州的波特蘭又重新開設了一家自然醫學的醫學院。隨後，隨着慢性病逐漸氾濫，現象和數據也明顯地啟示近代單一性的傳統西醫學（Conventional Medicine）支配的系統已日益難以有效控制新出現的醫療危機，而民眾對主流醫學的副作用也日益醒覺，從而又對自然醫學產生興趣，北美的自然醫學院於是陸續開張。大多數北美的自然醫學院都是政府認可的，北美的所有地區都有較嚴謹的監管或執照制度（加拿大 50% 的省份和美國所有州／地區的 38% 受到監管）。在北美被編入自然療法的原則、釐定的理論和實踐，現在也在世界各地使用，其貢獻亦被肯定。及至後期美國亦成立多所提供遠程教育的自然醫學院，培育世界各地的自然醫學專家。如上述，在澳洲、新西蘭及至印度等地相繼有自然醫學院和具規模的國立級研究所或協會成立，這些組織定期並持續地進行自然醫學的研究、設有專家工作小組把科研資料刊登期刊，支持自然醫學執業醫師的實踐。

　　現今多個專業機構和學術組織如「世界自然療法聯盟」（WNF）目前正在進行一項研究項目，以澄清和編纂來自世界各地的自然療法的歷史根源。有關亞洲的自然醫學史是比較短，至今仍是屬於發展、培育和建制階段，關於中國大陸及中國香港的法規和執業情況，我會於第六章與各位分享。

　　至於偽科學這偽命題，請參考上述謬誤三的論據和謙虛學習。

謬誤五：自然醫學是傳統西醫學的一部分

自然醫學非但不是傳統西醫學的一個分支，更曾經是百多年的主流醫學之一。請參考第一章。

謬誤六：自然醫學是否完全崇尚自然而主張甚麼也不做（不干預）？

這個是我親自從朋友口中聽到的純真而誠實的問題，自然醫學雖然是主張「天然的自癒力」和「無毒無害無副作用」為大前提的醫療手段，但絕非完全天然地單獨講求自然而至，勸喻病人甚麼也不做，靜待身體去自動復原，這是一個非常嚴重的誤解。相反地，自然醫學的專科分科非常精細，因應病人的獨特體質、情緒狀況甚至家庭和社交的全面條件而作出相應對性的身、心、靈治癒方案。更加會在諮詢以及提供治療策略方案時，非常深入地和病人，甚至其家人清楚地互動溝通，以教育導向為根本，耐心地與接受治療者締結深厚的信賴。

很多的自然療法醫師在處理個案時也會應用到「綜合性」的手段 —— 舉胃痛作一個簡單例子：醫師考慮到的必定會包括病人情緒的因素、紓緩壓力和焦慮的處方、天然抗炎修復組織的草本或順勢療法處方，或天然提取物複方，並會想到將症狀減輕的同時，亦需協助患病者的再生階段時相應的調節配方及生長因子等。治療和干預並不是個等號。

謬誤七：自然醫學的療效是否非常緩慢？不合時宜和不適合現代人？

我膽敢説到了今天，一個專業的自然醫學醫生的診斷的效率、治療方案的成效和速度，與其他專業的醫療選擇不會有很大的分別。就舉小兒感冒作為例子，我在香港執業的時候經常會處理小兒感冒的個案，只要自然療法的處方是具有專業的應對性和品質，小孩基本上半天至一天左右就能痊癒，而且從媽媽口中的回饋更常驚嘆自然醫學的治癒方案非但沒有讓孩子感到體弱疲累或反覆發作，反而是精神飽滿地康復起來，活潑地再健康上學（其中一些案例的處方包括有順勢療法的感冒配方，配合西草本藥滴劑，如蒲公英和牛至葉等消炎草本提取物，有些時候也會應用到紫錐花等的西草本方劑）。

謬誤八：自然醫學是迷信的？醫師都是神神化化、非理性的？

自然醫學的培訓從根基開始就不是限制性的單一思維和方向的教育，而是一門身心靈及環境也兼顧的綜合性醫療科學和治療藝術的統合學問。所以，經常會被單一講求對比性邏輯和理性科學的偏見者和媒體誤導，或不幸地被誤解為迷信的偏方學問。各位可參考謬誤三的論據來釐清自然醫學的源遠流長，遠有千年近有百年為計的世界性實戰臨床數據和歷史。

至於神神化化，請清晰地給個定義。我都接觸過一些所謂的神神化化的自然療法醫師，他們大都是冒充、沒有認可執業資格的。一般所謂的神神化化的人還會自稱是科學家、發明家等等，我在第五章會指引大家一一拆解。而大部分專業的自然醫學醫生除了必須具有理性邏輯思維外，亦非常主張以大愛關懷和「一如老師般」的關切之心去對待病人 —— 這個獨特性亦是現代醫療系統極度需要的改革。

謬誤九：自然醫學的收費非常昂貴？一般人負擔不起？

自然醫學的服務不是傳統的流水作業式、快速機械式的診斷服務，所以所需的時間和深入探究是比較多和費時，就以我的十多年的執業經驗和其他同輩及前輩的自然醫學醫生為例，一般我們處理一個慢性病、重病或是接受預防醫學服務的病人，也至少用上一個小時之多去作深入的了解和溝通。但基本上的收費是相約於一個專科的傳統西醫學醫生，並無多大分別。主要是看醫師對患病者所建議的療程作為根據，但站在無毒、無害和無副作用的效果上，性價比的優劣相信大眾會慢慢懂得理性分析的。

謬誤十：自然醫學違反了重要的醫生操守 —— 給予「假希望」（False Hope）

在本章的十個對自然醫學的謬誤裏，這個是最低劣、最沒道德（還假裝正義）、最不能容忍的，亦必定要好好狠批回應，需要好好教育的一個。因此，我將這一個破解放在第四章（自然療法治療甚麼？），來幫各位反洗腦，回歸到消費者的應有權利。

參考文獻 References：

1. Dana Ullman, MPH, CCH. 2022. Obituary: Professor Luc Montagnier August 18, 1932-February 8, 2022. *The American Journal of Homeopathic Medicine (AJHM)*, American Institute of Homeopathy.

2. 經貿研究商務諮詢團隊。2022 年 4 月 20 日。中國公佈中醫藥「十四五」發展規劃國務院。香港貿發局。

3. George W. Cody, JD, MA, Heidi Hascall, MA. 23/06/2015. *The History of Naturopathic Medicine*. The Emergence and Evolution of an American School of Healing. CLINICALGATE.

4. Homeopathic Community Mourns the Loss of Researcher Luc Montagnier. February 16, 2022. *The American Association of Homeopathic Pharmacists*.

5. Indla, V., & Radhika, M. S. (2019). Hippocratic oath: Losing relevance in today's world? *Indian Journal of Psychiatry*, 61 (Suppl 4), S773–S775.

6. https://doi.org/10.4103/psychiatry.IndianJPsychiatry_140_19

7. Kirchfeld Friedhelm and Boyle Wade 1994. *Nature Doctors: Pioneers in Naturopathic Medicine NCNM Press*, Portland, Oregon.

8. Kowal M, Conroy E, Ramsbottom N, Smithies T, Toth A, Campbell M 16.6.2021. Gaming Your Mental Health: A Narrative Review on Mitigating Symptoms of Depression and Anxiety Using Commercial Video Games, *JMIR Serious Games 2021*; 9(2):e26575.

9. 郭文華，陽明大學科技與社會研究所教授，2018 年。發現盤尼西林 Die Penizillin Story. Public Television Service Foundation Wilfried Hauke/90'/2018

10. "Medicine", Merriam-Webster.com Dictionary, Merriam-Webster, https://www.merriam-webster.com/dictionary/medicine.

11. Ministry of Ayush. December 4, 2020. Naturopathy and its origin. *PIB Journals of India*.

12. Naomi McDonald. 2021. Class of 2021 Takes Oath to Honor the Medical Profession, Director of Communication University of Minnesota Medical School.

13. Panda S. C. (2006). Medicine: science or art?. Mens sana monographs, 4(1), 127–138. https://doi.org/10.4103/0973-1229.27610

14. Rajiv Rastogi. Oct-Dec 2012. Review Article NATUROPATHY IN INDIA: CURRENT STATUS AND FUTURE CHALLENGES Central Council for Research in Yoga & Naturopathy Annals Ayurvedic Med. 2012: 1(4) 153-157 Annals of Ayurvedic Medicine Vol-1 Issue-4 Oct-Dec 2012.

15. The History of Naturopathy. 22 Mar 2022. SoulAdvisor.

16. https://www.souladvisor.com/your-sanctuary/article/the-history-of-naturopathy

17. Todd, J.Walford and Scarborough,. Harold (2022, March 21). medicine. *Encyclopedia Britannica.* https://www.britannica.com/science/medicine

18. Updated on Dec 21, 2021. MBBS Subjects. Team Leverage Edu. https://leverageedu.com/blog/mbbs-subjects/

19. WMA. Declaration of Geneva Adopted by the 2nd General Assembly of the World Medical Association, Geneva, Switzerland, September 1948 and amended by the 22nd World Medical Assembly, Sydney, Australia, August 1968 and the 35th World Medical Assembly, Venice, Italy, October 1983 and the 46th WMA General Assembly, Stockholm, Sweden, September 1994 and editorially revised by the 170th WMA Council Session, Divonne-lesBains, France, May 2005 and the 173rd WMA Council Session, Divonne-les-Bains, France, May 2006. World Medical Association, Inc.

第三章

認識「綠色與和平」的自然醫學

中心主張：
身心靈整全、兼容、和諧

在本章我們延續第一章，繼續穿梭往返時間線和跨越維度。除了這樣，我看不到有更好的捷徑能讓大眾去認識真正「綠色與和平」的自然醫學，一個擁有 2500 多年歷史的根底，哲學思想穿越古希臘神祇和醫學界聖人，而且方向涵蓋身心靈境的整全性，實踐上科學與藝術並重，亦一直堅持無毒、無害、無副作用，兼非入侵性的臨床治療學科。

一門着重預防性的學科

我很榮幸在這通過古希臘神話學（Mythology）的指引與啟悟，加上相關的哲學再配合近代比較新穎、緊貼潮流的西醫學與自然醫學的專科，來為讀者展示一副全面的自然醫學名畫。

首先，自然醫學絕不會自命不凡，主張只有自門學科是最好的，自家學問門派足以解決一切衛生醫學的問題和人間病苦，並且甚麼相關的事情也應交由我們來管。這樣的社會會是如何的偏頗失衡呢？大家心裏有數。相反，歷史告訴我們自然醫學一如其中心思想和主張，是和平、包容和互補性，是支持型的。如在第二章描述的，當自然療法流傳到印度，就和古印度源遠流長的阿育吠陀醫學和瑜伽學問惺惺相惜，融合共存地廣泛去為群眾提供更多元的整全醫療服務（包括興建自然療法醫院和國立研究所等至今仍繼續的發展。而當流傳到歐洲，學問和技術就慢

慢被編纂在當地的醫療系統內;在英國則成為皇室御用的草本和順勢療法。美國、加拿大及澳洲至今天成功的發展亦在第二章詳細介紹過。)我在第四章亦會通過臨床案例和各位分享綜合自然醫學的各種傳統及先進的療法,如何和諧地與中醫學及再生醫學融合,更全面有效地為病患者治療。

> 「病因移除了,就不會有症狀」
> ──保羅·范妮博士(自然醫學、天然療法教育家)
> *"Remove cause and there are no symptoms." – Paul Fanny, PhD.*

　　自然醫學是比較着重預防性、衛生及整全健康教育,以及天然順勢手段的;所以在急症專科或必須要的情況下的干預性治療和外科手術操作上,是需要與傳統的醫學專業合作的,這些合作亦能大大減輕對重病患者的非必要傷害和加速、確保患者的康復和其質素。

七位古希臘的醫學神祇

　　現在,就讓我們再坐上能穿越時空和維度的學問大船,誠意拜訪醫學之父希波克拉底所明確指示的幾位最重要的古希臘醫學神祇。Ready? Go!

　　航程中,讓我們再重溫在第一章解釋的,自然療法自從醫學之父的時代起經已存在着。它(自然療法)代表着從事「許癸厄亞」(Hygieia)傳統工作的實踐者所提倡的互補觀點。還有在「希波克拉底誓詞」原裝版的:「本人謹以眾醫神 ── 阿波羅醫師(Apollo Physician)、阿斯克勒庇

俄斯（Asclepius）、許癸厄亞、帕那刻亞（Panacea），以及所有眾神和女神之名宣誓，讓他們見證，我將根據自己的能力和判斷力之所及，貫徹執行這誓言和契約……」這一段。

　　歷史上，醫學之父是第一位的自然醫學支持者，實踐着古希臘醫學女神許癸厄亞的自然療法精神、能量。所以我們本應以真誠致意的求道心來拜訪的第一位古希臘醫學神祇是許癸厄亞（Hygieia），但要認識許癸厄亞女神及她對醫學使命的啟悟，則不得不先隆重介紹另一位神祇出場——女神許癸厄亞的爸爸——醫學之神阿斯克勒庇俄斯（Asclepius）。

1. 阿斯克勒庇俄斯（Asclepius）

　　阿斯克勒庇俄斯——古希臘的醫學和療癒之神（a god of medicine and healing in ancient Greek）。在國際上，特別是西方文化中，「阿斯克勒庇俄斯之權杖」成了醫療的象徵，包括世界衛生組織、中國衛生部、醫藥類大學等在內的各種醫療衛生組織等——它們的徽標都有權杖和盤繞着的蛇的圖案。

　　「阿斯伯式」（或阿斯克勒庇俄斯之道）——疾病與療癒之神（The Asclepian way – God of disease and healing）的哲學原理是：

> 「生命的不完美往往顯化於疾病中，而這是必須通過『行醫』（施行醫術醫治）來糾正的。」
> *"Life's imperfection was manifest in disease which had to be corrected by 'doctoring'."*

在這個領域的專家學者研究指出，阿斯伯式的思想孕育了理性醫學（Rational Medicine）和有組織的醫學院的時代（The era of the organized medical schools），並開始了在醫學的各個方面都有理論和實驗。

阿斯伯式亦代表着「干預法」導向（Interventionist approach）的醫學和象徵着男性神靈（Male deity），男性的能量和理性的力量。這些力量、理性、組織系統能力和權威，對一個醫者來說非常重要，我們很難想像沒有了這些能量的人怎樣當醫生。但重要卻不代表這就是一切或只有這才最重要。相比起男神父親的力量，看看女兒的另一種氣勢。

2. 許癸厄亞（Hygieia）

許癸厄亞 ——在希臘以及羅馬神話中（亦稱為 Hygiea 或 Hygeia；古希臘語：Υγιεία 或 Ὑγεία；拉丁語：Hygēa 或 Hygīa）是為 Aeclepiadae 族之一，醫學之神阿斯克勒庇俄斯的女兒。

當父親「阿斯克勒庇俄斯」被視作與療癒有直接的連結時，她則被視作為與預防疾病和持續良好健康的關連。而且她的名字正是「衛生」（Hygiene）一詞的來源。（Goddess of good health. Her name is the source of the word "hygiene"）沒錯！今天全球包括醫療機構和衛生組織沿用的名詞「Hygiene」就是我們自然醫學源頭的女神！

許癸厄亞實踐代表着的核心思想是 ——「健康是正常的，人類應與大自然和諧地活至豐盛，我們欠佳的帶病健康狀況，並非由外物干擾或行動所致，而是前來提醒自身要回歸活於和諧生活而致。」（a reminder to oneself to live a more harmonious life.）

許癸厄亞作為一個健康「擬人化」之女神，代表着潔淨和衛生，這女神的女性能量（Feminine energy of goddess）當時正代表着自然療法的學派思想（becoming the School of thought of Naturopathic）：視健康就是常態，是智慧生活的一個權利。（Health as the norm, an entitlement from living intelligently）。是的，自然療法的源頭正是「視健康就是常態，是智慧生活的一個權利」，這是思想體系亦是我們的信念。我們堅信人是能夠通過教育而有智慧地生活於一個最佳的健康境界（Optimum Health）。

這的確是一件合理和常見的事，就像那些經常保持身心靈修煉的健康達人，如習瑜伽或氣功者，或非常注意飲食及個人衛生健康和壓力管理的綠色生活智者，他們常活過 80 歲，甚至過百而無痛苦地安祥離世，有些更是在睡夢中或打坐中平靜去世的案例。但意外、不可控的外在因素，如全球的毒質飆升、各種焦慮壓力、及時行樂的不健康大氛圍生活風氣和複雜多變、難以適應的社會動盪等，亦現實地毒害着人類的身心健康福祉。理想健康生話談何容易……

重點是：「醫學和療癒之神」和「健康及衛生女神」這二而不二的高維度思考早已給我們開啟了一扇方向絕對正確之門：「阿斯伯式」與「許癸厄亞的實踐」兩者合一才是一個原初時完整的西方醫學體系（A complete system of western medicine）——「希臘雙生系統」（The "Twin Greek-derived Systems"）。

對於早期的希臘人來說，這兩個健康門徑／導向是互補相成（Complementary）的，兩個門徑那時都為希臘人和諧地運作和服務。

圖一   圖二   圖三

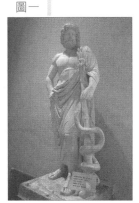 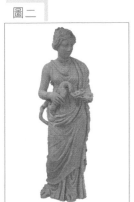 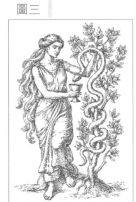

參考右圖，圖一的阿斯克勒庇俄斯以及他的權杖和盤繞着的蛇，即當今世界醫學的象徵（這圖像非常 Man 吧！很強壯！），相信大家能從中感受到充滿權威性的無窮力量，權杖是工具或力量更形象化的表現，盤繞着的蛇就是治療所有疾病力量的象徵（後世的學者將它演繹為生命永恆的再生力量也是對的）！

　　再看看圖二及圖三的許癸厄亞，大家必須打開智慧，讓靈性觸動思維，才能理解圖中的深厚意義 —— 首先圖二的許癸厄亞給予我們的，相反地是另一種力量，一種非常釋懷平和的溫柔感覺（非常 Lady！），眼神充滿關愛，她手中直接抱着蛇 —— 治療的力量，並餵飼牠、照顧牠。而在圖三中，許癸厄亞更是讓蛇在大自然的環境下盤繞着樹來被餵飼。

　　後世的學者認為，「許癸厄亞的碗」跟其父親阿斯克勒庇俄斯的蛇杖一樣，有一條蛇盤旋在上，兩者同樣具備醫學、治療的象徵意義，他們仔細分類説，「阿斯克勒庇俄斯之杖」代表着「醫學」，而「許癸厄亞之碗」則代表着「藥學」。在這裏我不想直接的指指點點地説錯與對，但事實是，若我們真的是這般演繹到此為止，就浪費了本來神級的啟悟了。我嘗試多加兩個重點，各位自會恍然大悟，明白先哲的指引是如何清晰偉大。兩位父女醫神身上、權杖上的蛇根據後世學者非常有智慧的分析和理解，是借蛇的換皮蛻變、冬眠、靈活、能帶毒又不傷自身等來喻意着身體的再生（凋亡與重生）、休養療癒甚至生命永恆的力量。而許癸厄亞手上的碗當時和之後的理解也是醫師為蛇這象徵，精心調配的草本良方、營養來餵飼照料。

　　蛇，其實就是我們的免疫系統、自癒再生能力和生命力！所謂「許癸厄亞之碗」代表着的「藥學」，也就是直接維持我們自身的免疫系統、再

生能力和生命力在最佳狀態最有智慧的良方，無論這是草本複方、超營養素或天然補充劑也好，方向正確就是要點。這種解讀亦與許癸厄亞本身代表着的思想和精神完全一致。多加了這兩個重點的解說，除了「甚麼都貫通了」之外，亦更能明白為何許癸厄亞象徵着最佳健康狀態和智慧健康生活的原因，自然醫學的身心靈整全治療正是這許癸厄亞之實踐，保持維護着最佳的健康 —— 免疫力、自癒再生能力和生命力，預防第一。

人類由 2019 年開始，經歷了近代最嚴重的一次全球性新冠病毒大流行，根據世衛的官方統計，截至 2022 年 5 月，全球有報告的因為感染 2019 冠狀病毒病（COVID-19）而死亡的人數已超過 620 多萬宗，而另外一些世界性的組織，如 BBC 更指出真實死亡的累計數字已達 1,500 多萬宗。世界正是急需要許癸厄亞的實踐 —— 衛生和預防性的教育式醫學實踐，許癸厄亞實踐的回歸，回歸到一如當初「希臘雙生系統」的完整醫學環境，是現在刻不容緩的重要改革之事。

能順序看到這裏的讀者們，我很為你們高興，因為大家可以從自然醫學於這次人類文明裏最源頭的精神、能量和啟示，來植入這學問。特別在自然醫學還未有良好建制規管的地方，的而且確有很多不專業和良莠不齊的坊間說法。在第五章裏我會再指引各位如何分辨自然醫學的專業與真假。

上述再加上以下論及的幾位古希臘醫學神祇，包括醫學之父也在他原著版的「希波克拉底誓詞」中指定的「帕那刻亞」（Panacea），一整個醫學體系就更加由完整（Complete）再揚升至整全（Holistic），完美地指引我們人類醫療的方向和整全的實踐。

3. 帕那刻亞（Panacea）（Cure-All）

帕那刻亞被譽為代表靈丹妙藥（萬能藥／治百病的藥，以近代的醫學術語來演繹的話，是指普遍性適合所有人的有效醫療操作）之女神（The goddess of Universal remedy）。這帶來了醫學上萬能藥的概念，一種物質可以治癒所有疾病。該術語也具有比喻意義，意為「能用作解決所有問題之物」，是非常有力有方向性的一個醫師用藥指導和理想的專業境界。藥到病除，人人合適。

這不是很遙遠的事，人類經歷多次的瘟疫所研發的疫苗（當然要是安全有效的，而非倉卒賣藥式的）和良方，以及我們自然醫學常應用到的一些順勢療法良方（全無毒、無害、無副作用之餘，亦男女老少可用）。無論東方還是西方家庭常備自家的一些非處方良藥，如蘆薈和白花油等，不也是朝這思想的產物嗎？好的良方其實正應該如「藥食同源」的原則般地大眾化，正如陽光和最優質乾淨的泉水。

在第六章，「生活自然醫學小錦囊」裏，我會介紹一些可能算是天然的和現代化的 Panacea 給大家參考。

圖四中的帕那刻亞的手中也是持着盤繞着蛇的小權杖，到大自然裏採摘植物草本。圖中有天空、鳥、花草樹木，並帶着蛇，以很豐富的畫面和資料來給我們啟示。意義一樣是非常深厚，除了可解說為 —— 為了採擷孕育和養護蛇的藥物或天然物質外，亦可解讀為 —— 健康或醫療除了我們自身的免疫系統、自癒再生能力和生命力外，也需要配合能藥到病除，人人合適的，用心找尋（研發）的精準藥方。這才是更全面、更有效率的系統。

圖四

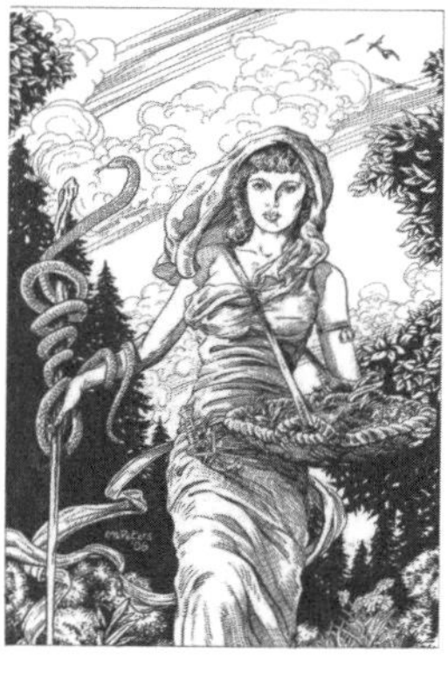

4. 伊阿索（Iaso）

伊阿索 —— 象徵因病需要「休養」的女神（the goddess of recuperation from illness）。

她跟愛美神愛芙羅黛蒂（Aphrodite）一樣被奉為康復女神；在奧羅帕斯（Oropus）的供奉英雄安菲阿拉俄斯（Amphiaraus）神廟中，有一部分祭壇是獻給了她（古希臘神廟列表）。這是在生病、疲倦、受傷等之後恢復健康、體力或能量的行為或過程。這一段休息和恢復的時期就是「休養」。

從我多年的臨床觀察和經驗來看，不少患病者的康復情況或效率不夠理想都是因為或涉及不懂得「休養」之道或不重視休養，甚至不休養而盲信只要服用強效激進的化學藥物便可。最錯誤或不堪設想的是一些因為被誤導，以致養成這種「治病快餐」的偏激生活風格，最終引致以短暫的康復假象來換取更嚴重的或長期的病患。

各位謹記一點，身體的智慧就是，它一定有要你去償還的辦法的，並且會先以一些較溫和的訊號來和你溝通，直到你不聞不理時，生病就是它對你最好的辦法（或教育），到時你只能乖乖地去「休養」。

5. 阿刻索（Aceso）

阿刻索 —— 主司守護治癒、康復過程的女神（the goddess of the healing process）。與妹妹帕那刻亞〔靈丹妙藥（能治所有）〕不同，她代表的是「治癒的過程」（the process of a curing），治療疾病和療癒傷口的過程；而不是治癒本身（the cure itself）。阿刻索女神所代表的這一

精神或思想 ——「治療的過程」與正確的治療療程或藥方其實是同樣重要的治療原素，亦一直影響着後期的醫學實踐。以下簡單的舉兩個例子：

例一
傷口癒合過程：止血階段、炎症階段、組織生長（細胞增殖）階段，和組織重塑（成熟和細胞分化）階段。

例二
心靈創傷（如失去至親）的治療亦可分成五個階段：
第一階段（悲傷和否認）；
第二階段（憤怒）；
第三階段（協商）；
第四階段（抑鬱）；
第五階段（接受）。

通過專業、精準細心治癒的過程管理，最終的健康目標（Health Goals）才能達成。

6. 阿格萊亞（Aglaea）

　　阿格萊亞 —— 象徵美麗、雍容璀璨、榮耀、壯麗和裝飾（即形象）的女神（the goddess of beauty, splendor, glory, magnificence, and adornment）。

　　阿格萊亞女神是「醫美女神」，代表「優雅」與「美麗」的擬人化（Grace and Beauty）。醫學發展到今天，無論是中、西醫，還是自然療法醫師，也有不少緊貼近代美學市場及潮流的診所，提供甚至專攻醫學美容和逆齡抗衰老的醫療服務。主觀地，「自然醫學美容」、抗衰老和逆齡的療程技術是我最喜愛提供的服務和科研項目。原因除了是受自身的愛美基因和「唯美導向」指數（Aesthetics PIAV 一項國際認證的價值心理學心理分析評估）超標的影響外，亦是因為「美」（特別是天然的美 —— 體適能、健美的脂肪肌肉比例、皮膚、指甲、毛髮和氣味）、精神、健康的心理和情緒煥發出的氣色、氣質或魅力能量，差不多是一個人很精準的天然健康指標。所以，我的看法是，何不直接達到能反映健康的更高尚更美好的一個境界 ——「阿格萊亞」式的優雅美麗呢？

　　若然大家覺得這是空談和非科學性的空洞理想主義的話，我介紹一個世界級的逆齡權威科學家給你們一開眼界 —— 比爾安德魯斯博士（Dr. Bill Andrews）。安德魯斯博士是美國 Sierra Sciences LLC 的創辦人，是世界公認的端粒生物學（Telomere Biology）權威 —— 美國國家發明家獎得獎者。

　　30 多年來，他帶領着科學家團隊尋遍和研究地球各種物質達 40 萬例，並以他在 2007 年和 2018 年公佈的科研成果最為聞名於世。安德魯斯博士於 2018 年 8 月 18 日在日本東京公佈能修復和延緩端粒破損的專利配方（端粒破損已被證實是人類衰老以及引發或加速各種嚴重疾病的主

因之一）。幸運地，在當晚的發佈會上，我也是其中一位被邀請的醫生之一，及後更獲安德魯斯博士及其科研機構任命為香港指定的端粒科學及療程的培訓醫生。所以我很高興地在談到阿格萊亞醫美女神時，和你們分享就算幾千年後，與此相應的抗衰老逆齡醫美發展，而且這科技亦是無毒、無害、無副作用和非入侵性的。

更奇妙的和能夠回應上述所主張的是：根據安德魯斯博士多年來龐大科研數據顯示，「正面的自我形象」和運動，如太極等多種綜合要素亦能有效保持端粒的健康或延緩其破損，這些全都在安德魯斯博士的著作中常被提及。所以延長青春亦等於提升整體健康質素，安德魯斯博士更直接指出他的研究結論之一：衰老正是一種疾病！幸好地，這是一個可治癒的疾病。詳細的我需要再多寫一本書了，但這個沒有人不喜歡的專題我會慷慨地在第四及第六章再提及，並給予各位一些逆齡小錦囊。

以上介紹的幾位尊敬的醫學神祇，也是「健康及衛生」女神許癸厄亞的 4 個姐妹。這些女神都是古希臘神話中「醫學和療癒之神」阿斯克勒庇俄斯（Asclepius）和他的妻子厄庇俄涅（Epione）的女兒。因此，怎麼可以不介紹「眾醫神之母」。

7. 厄庇俄涅（Epione）

厄庇俄涅 —— 象徵着紓緩痛苦的女神（the goddess of soothing of pain）。

紓緩，即是帶有一種輕柔鎮定的效果（having a gently calming effect），在治療意外、創傷、重傷以及突發性的病變和急症等情況時，是一種必須要的紓緩、減輕患者痛苦以及避免情況繼續惡化的手段，亦是流程中的緩衝一環，心理上亦同時能讓傷者放鬆。

眾神的總結

這樣精彩耀眼的眾神光芒難免讓人眼花繚亂；其代表着、啟發着我們的豐富哲學和實踐方向亦不容易消化，我很相信，就算是從醫的讀者，也會在這章獲得反思和深思的觸動。那就讓我先把眾醫學之神的角色，和各個先哲用心良苦的擬人化的演繹（Personification —— 為非人類的物體賦予人類品質或特徵，以人格化來作為完美的例子，來演繹出某樣東西），於此歸納：

醫學神祇	象徵
阿斯克勒庇俄斯（Asclepius）	醫學和療癒之神 / 施行醫治
許癸厄亞（Hygieia）	健康和衛生的女神 / 健康智慧
帕那刻亞（Panacea）	藥物的女神 / 靈丹妙方
伊阿索（Iaso）	休養的女神 / 休養復康
阿刻索（Aceso）	療癒過程的女神 / 醫療程序
阿格萊亞（Aglaea）	璀璨與瑰麗的女神 / 優雅美麗
厄庇俄涅（Epione）	紓緩痛苦的女神 / 輕柔鎮定

這是對「完整」（Complete）和「整全」（Holistic）的醫學學問一個完美的表達！這個完美的表達，所有的特質，若再要繼續研究下去的話，全部都源於一個更鼎鼎大名的古希臘星級大神 —— 阿波羅（Apollo）。

阿波羅醫療藝術

總的來說，其實阿斯克勒庇俄斯和厄庇俄涅的每位女兒，即許癸厄亞以及她的 4 個姐妹都各展現了阿波羅醫療藝術的其中一面：

太陽神阿波羅（Apollo）——太陽之神、光明、音樂與預言（God of the Sun, the Light, the Music and Prophecy）；象徵着光明、神諭、知識、治癒、疾病、音樂、詩歌、歌曲、舞蹈、射箭，牧群和保護年幼（God of Sun, light, oracles, knowledge, healing, diseases, music, poetry, songs, dance, archery, herds and flocks, and protection of young）。

阿波羅是最複雜和最重要的眾神之一，也是許多事物的神，包括：音樂、詩歌、藝術、甲骨文、射箭、瘟疫、醫學、太陽，光和知識。我主觀並興奮地認為，一個理想的入世學者和專家，應該是這樣的，這些身份亦全無矛盾可言。我在大學執教的年代沉迷聲樂，常練習男高音，當時的一位外科手術醫生聲樂師兄，就是每天無論手術做完後多晚，那怕是晚上十一點後也要找老師練習高歌一翻，才可抒發「回氣」，在第二天回復最佳身心狀態去工作。

在古希臘的神話學（Mythology）的概念裏，醫學（Medicine）和治療（Healing）「醫療」都與阿波羅有關，並被認為是通過祂的兒子阿斯克勒庇俄斯顯然出來的。沒錯，最權威的醫學和療癒之神 ——阿斯克勒庇俄斯（Asclepius），連世衞也借用的象徵，就是太陽神阿波羅之子！

傳說，阿波羅向人類傳授了醫學藝術（The art of medicine），因此他通常被稱為「療癒者」（The Healer）。一整個西方醫學的歷史和神話學裏，無論是先哲、聖人和眾神之源，也是用藝術來形容醫學。

太陽神阿波羅療癒者（The Healer）代表着甚麼？

我沒辦法去用神的角度來為大家探討和研究，但我有足夠的搜索經驗和數據和大家分享一個現象：人類歷史上很多不同領域的超級大師都有一種特徵 —— 學問博（橫跨很多不同範疇）而精亦深，從另一個角度看，就是未及大師級的人總以差別觀和主觀偏見來接觸學問大海。以下我隨便舉幾個例子：

牛頓 —— **艾薩克 · 牛頓爵士**（Sir Isaac Newton），1643 年 1 月 4 日—1727 年 3 月 31 日，PRS MP 是一位英格蘭物理學家、數學家、天文學家、自然哲學家和煉金術士，百科全書式的「全才」。

榮格 —— **卡爾 · 古斯塔夫 · 榮格**（Carl Gustav Jung，1875 年 7 月 26 日—1961 年 6 月 6 日）瑞士心理學家、精神科醫師，分析心理學，深入研究中國道教的《太乙金華宗旨》、《慧命經》、《易經》、藏傳佛教的《中陰聞教救度大法》、西方煉金術等。

尼古拉 · 特斯拉（英文：Nikola Tesla；塞爾維亞文：Никола Тесла），1856 年 7 月 10 日—1943 年 1 月 7 日）發明家、機械工程師、電機工程師、未來學家、實驗物理學家；研究包括：交流電系統、無線電系統、無線電能傳輸、球狀閃電、渦輪機、放大發射機、粒子束武器、太陽能發動機、X 光設備、電能儀錶、導彈科學、遙感技術、飛行器、宇宙射線、雷達系統、機器人等，約 1,000 個（一說 700 項）與他相關的專利發明。

本書第二章我提及到的多位現今醫學界的出色專家和整全醫生，也有這種特徵。所以，我意會到的阿波羅醫療藝術就是這種源頭的高維度

的全才思維、通才學問主張和研究精神，當中就會產生出整全醫學的完美實踐。

和平的自然醫學

「和平」一詞起源於盎格魯法文、希伯來文與拉丁文，有着深厚的喻意。

和平通常指沒有戰爭或沒有其他敵視他人行為的狀態，也用來形容人的不激動或安寧。各位無論再細看上述與醫學相關的古希臘神話學多少遍，也不會感覺到眾位神祇或他們各自代表的擬人法精神互相之間存在着甚麼敵視、激動和不安。記錄上亦有文獻談及許癸厄亞（Hygeia）的「辯論社交」與帕那刻亞（Panacea）的「生物技術擴展」對比的藝術表達（Hygeia（debate social）versus Panacea（expansión de la biotecnología）– Salud y Solidaridad）。但整體來說，眾神祇的精神和實踐就是一個整體系統，眾神都是一家人，來自同一個力量的源頭。

文獻中有提及：「兩方面（治病與醫療「阿斯克勒庇俄斯」和健康智慧及衛生「許癸厄亞」）在所有文明中始終同時存在⋯⋯」和「⋯⋯未來充滿不確定性⋯⋯」。

我認為和平共存的整全性會帶來更健康的未來。而「和平」亦被解讀為沒有敵意及報復，誠摯的想要化解衝突、有健康的人際關係或國際關係學等。是公認的普世價值之一。醫學和各種治療專科是服務人類，直接連繫着人類生命福祉的專業實踐，怎可以不和平？

佛教和其他宗教思想也有提及「和平」境界的重要，亦會更深入地接觸到「內在和平」，即是指在心理上及靈性上的和平，有足夠的知識及了解可以讓自身在面對不順利或是壓力時仍可以堅強。這層次的和平是「指健康的穩態」，和壓力及焦慮相反，心中的和平一般也和幸福和快樂有關。因此，和平也代表着健康狀態。在之前的兩章已談及，自然醫學無論流佈到那一個大國也能與其本土的醫學系統（特別是具有源遠流長的哲學基礎的療法）和平融合，更整全地服務群眾，這當然亦與自然醫學的包容性、非入侵性和無毒害性有關，自然醫學本身就是提倡與身心靈有關的和平、生活平衡的健康生活風格實踐。

> 「沒有通往和平的路，和平就是道路。」
> ——甘地（也有說是出自 A. J. Muste）
> *"There is no way to peace; peace is the way."*

綠色的自然醫學

　　談及「和平」這崇高的平靜能量，就很容易連結到同頻的綠色力量。顏色是可見光譜，即電磁輻射的頻率中，人類肉眼的感光細胞可接收到的，再加上相連結的腦部部分能夠將這電脈衝（神經中電化學的脈衝）演繹的一段 —— 色彩光譜段。色彩治療和光譜醫學是我多年研究的專科之一，用最簡化的比喻來理解的話，就可以拿彩虹的七色：紅、橙、黃、綠、藍、靛、紫來解讀（實質上，站在光譜理論和科學的角度來看的話，光譜的頻率是以百萬種不同的「指紋」般去計算，而一般人可明顯辨別出的每一個彩虹色彩的顏色也起碼有 12×68 種之多，包括其冷、暖、明度

和純度的差別）。每個彩虹色彩的顏色的頻率和能量都有其本身的意義之餘，其獨有的可見光譜段的能量也對人類和生物，甚至植物產生不同的效應，以及治療作用。

藥食同源

本書已提及多次的醫學之父希波克拉底的名言。為甚麼我們的食物，尤以草本植物能夠如此茂盛生長？為何能提供如此般神奇的治療能量？甚麼才是一切的生物鏈的源頭？

在地球的我們如何感受光和顏色？

「我們的太陽產生並發射輻射能……這些電磁波以每秒 186,300 英里的速度從太陽傳播，其中一小部分輻射撞擊地球……其中大部分是肉眼不可見的，影響着人體這有機體。例如，紫外線輻射會在體內產生維生素 D，破壞細菌並預防佝僂病。」

「人體通過食用吸收太陽能量的食物來間接滋養以生長，我們也直接受到陽光刺激的影響。陽光對我們的生存至關重要……」，「我們的生活、健康和幸福都依賴於陽光」——凱瑟琳・卡利茲老師（Ms. Kathryn Kalisz）我的色彩學恩師。

科學家發現，太陽的核心會進行核融合，每一秒有六億噸的氫氣會轉換成五億九千六百噸的氦氣。這代表每秒會少掉四百萬噸，這個質量被轉換成能量，也就是我們的「陽光」（在古希臘神話裏帶給人類醫療的太陽神阿波羅）。

而接受並轉化這每一秒四百萬噸能量，孕育着一切草本植物、花卉、樹木、以及動物生長（包括「藥與食」）的平台 ——「大自然」，正是以「綠色」為主。

加拿大著名的色彩治療權威機構「彩能坊」（Colour Energy）在這方面作出了 15 年的深入和龐大的國際數據研究，並在全球各地包括南美、北美、挪威、澳大利亞和日本也設有中心，2022 年我有幸地也在香港及中國內地成立中心。

根據彩能坊的研究：

> 美麗的綠色治療能量：帶動生活平衡，衍生繁榮、善良和愛。
> *A beautiful GREEN generates a balance in life, prosperity, kindness & love.*

而根據古印度瑜伽的學問，人體七個脈輪的中間位置，正是位於心胸中央的「心輪」，心輪的色彩能量亦正是綠色（綠色心輪以下的有底輪、臍輪、太陽輪；以上則有喉輪、眉心輪和頂輪，亦有更深入的研究談及到九個，甚至十二個脈輪的學說）。

「心輪」的綠色能量特質為：感覺、女性能量〔上述代表着自然醫學的健康和衛生女神「許癸厄亞」（Hygieia）也是女性能量的象徵〕、右腦、情緒、內向但人與關係並存 —— 社群自信、通往物質和靈性世界的橋樑、發自內心的情感、溫柔、善良、樂於助人、感情豐富的、慷慨充滿愛心和孕育的力量。這些很明顯就是讓人和世界安寧與和諧，並邁向和平，即健康境界的力量。

在瑜伽的學問裏提倡的是，每一個脈輪也是重要的、有其不可缺少的獨特和整體的協調功能。脈輪能量的高低不一雖然是常態，但若是差距太大，亦會構成能量的失衡或是反映出某個甚至多個脈輪的堵塞，也有可能是疏忽了對它 ╱ 它們的發展。這種不和諧的失衡，會全部或逐一的顯現在情緒、心理與身體的物理健康上。

我在這個專科領域上的研究已超過 15 年，期間所處理過的臨床個案數以百計，加拿大彩能坊的總部累積的個案更以萬計。我們應用的精準心理學測試工具及生物檢測儀器能精準地測試出個人的七輪色彩能量排序以及各方面的性格特徵，整體的光譜能量和 40 多個主要的人體器官、經脈是否處於平衡良好的狀態，抑或是運走過盛或衰弱。古印度的醫學與博大精深的中醫學其實也非常綠色（講究陰陽平衡、和諧以及協調），近代的再生醫學亦經常通過深入的研究和精準的現代化電腦科技，將這些古醫學智慧應用在全方位的檢測和治療上。

舉例，德國的光譜色彩能量 —— 全身及器官能量檢測（Biopulsar）的先進功能，是基於精密的電腦技術結合科學基礎來應用反射區和經絡的學問。儀器上鍍金的手部感測器是一種精細的生物醫學信號接收器，這些訊號是通過皮膚電阻從手掌的器官反射區獲取的重要生物訊息，然後通過大數據的精準分析來作醫療用途。著名的位於瑞士盧加諾的 Swiss Wellness Centre，和服務名人、政要、皇族的德國 E W Villa Medica 就有應用這級別的整全檢測儀。

誠然，七個脈輪以及七個能量中心的色彩能量也是各有其重要之職和協調性，一如每個色彩光譜的頻率和能量亦有其心理情緒和生物治療的作用。但在今天的生活充滿着繁忙緊張、壓力焦慮超標、人際關係

密切複雜、社會大環境變化不定而充滿不安、世界性的各種意識形態混亂、地球空氣水質及土地污染，以及人類與大自然的距離越益疏遠等危機下，綠色的無毒害、和諧、大愛、平衡、天然與非入侵性的治療能量顯得前所未有的重要。

我在第二章提及的一位國際級東、西方知名的毒理學權威專家蕭醫生 Dr. James Siow，於 2016 年應我的邀請，從澳洲來到香港為我的自然醫學博士班分享他的科研和撰寫論文技巧，當中他提及到一個非常嚇人的科學數據 —— 活在現代的都市人，每天平均面對着 200 多種的毒質（Toxins），大部分是化學性的毒質。這些毒質甚至是來自我們平凡人經常用的家居用品清潔劑等，避無可避。再加上一些有良心的科學家經常警惕我們時常面對着的輻射傷害，我們其實已是在燃眉之急的關頭，必須盡快回歸綠色的身心靈整全健康生活風格。

這個現實、還為時未晚的綠色醫學回歸，絕對不可以靠傳統、已成為慣性的「睇醫生打針食藥」單一式醫療系統，而需要改革為多元整全 —— 教育、合作式的生活風格諮詢。

各位睜開眼睛和打開思維去搜索一下資料，現在醫療先進國家走在最前的醫學，除了已經成為認可專科的綜合醫學（Integrative medicine）之外，更已走到「生活風格醫學」（Lifestyle medicine）。全面的走向自然醫學一直主張的綠色生活方向！

在看的你無論是消費者也好，醫者也好，向新方向起行吧！在新的潮流力量下，就連裝睡者也無處可躲避了！歡迎你加入自然醫學的「綠色與和平」的大健康旅程。

參考文獻 References：

1. American College of Lifestyle Medicine (n.d.). *What is Lifestyle Medicine?* [PDF]. Retrieved from https://lifestylemedicineglobal.org/wp

2. Ana Maria Mihalcea M.D. (Author). February 7, 2021. *LIGHT MEDICINE: A New Paradigm – The Science of Light, Spirit, and Longevity Paperback.*

3. Dr. Lance Broy. 2022. *Lifestyle is the Best Medicine*. Holzer Family Medicine. Holzer Health System.

4. Fecha:1/28/10. *Integrative Medicine*. Duke Health.

5. Horrigan, B., Lewis, S., Abrams, D. I., & Pechura, C. (2012). Integrative Medicine in America – How Integrative Medicine Is Being Practiced in Clinical Centers Across the United States. *Global Advances in Health and Medicine*, 1(3), 18–94. https://doi.org/10.7453/gahmj.2012.1.3.006.

6. Hygeia(debate social) versus Panacea (expansión de la biotecnología) – Observatorio de biopolitica Health and biopolitics group – Professionals for the Common Good (PBC) Hygeia (social debate) versus Panacea (expansion of biotechnology) https://biopolitica.net/2017/03/25/hygeia-debate-social-versus-panacea-expansion-de-la-biotecnologia/

7. Kathryn Kalisz SKU. 2006. Textbook Understand Your Color, by: 364215376135191.

8. Liberman O.D. Ph.D. October 1, 1990. Light: Medicine of the Future: How We Can Use It to Heal Ourselves NOW,., Publisher: Bear & Company; 65261st edition ISBN-10: 1879181010, ISBN-13: 978-1879181014.

9. Limneos, P., Kostroglou, A., Sioutis, S., Markatos, K., Saranteas, T., & Mavrogenis, A. F. (2020). The Asclepian art of medicine and surgery. International orthopaedics, 44(10), 21 § 77–2183. https://doi.org/10.1007/s00264-020-04640-8.

10. Markel, Howard (13 May 2004). *I Swear by Apollo – On Taking the Hippocratic Oath*. New England Journal of Medicine. 350 (20): 2026–2029. Doi: 10.1056/NEJMp048092. PMID 15141039.

11. North, Michael (2002). *Greek Medicine: I Swear by Apollo Physician...: Green Medicine from the Gods to Galen*. National Institute of Health, National Library of Medicine, History of Medicine Division.

12. Nutton, Vivian (2012). *Ancient medicine* (2nd ed.). Milton Park, Abingdon, Oxon: Routledge. p. 68. ISBN 978-0415520959.

13. Rippe J. M. (2016). Lifestyle Medicine: Continued Growth and Evolution. American journal of lifestyle medicine, 10(5), 288–289. https://doi.org/10.1177/1559827616639894.

14. University of Florida Health. 2022. *Supporting people on their journey to realizing wholeness*. At the UF Health Integrative Medicine Program we treat the whole person – mind, body and spirit – and are dedicated to helping you achieve optimal health and well-being in all aspects of life.

15. Wecheli, Andreae (1595). *Hippocrates. Τα ενρισκομενα Opera omnia.* Frankfurt：National Institute of Health, National Library of Medicine, History of Medicine Division.

16. Yeh, B. I., & Kong, I. D. (2013). The Advent of Lifestyle Medicine. *Journal of lifestyle medicine*, 3(1), 1–8.

17. https://www.lifestylemedicine.org.au/

18. https://www.acpm.org/initiatives/lifestyle-medicine/

19. https://lifestylemedicine.org/What-is-Lifestyle-Medicine

20. https://ucfhealth.com/our-services/lifestyle-medicine/what-is-lifestyle-medicine-and-how-can-it-benefit-you/

第四章

自然療法究竟是治療甚麼的？

疾病痊癒了，
還是變得嚴重了？

能看到這裏的讀者，你絕對能回答這個問題，而且不比一個專業的治療師，甚至醫生遜色。但實戰往往是最困難的關，再好的原則和理論，最後還是要通過實戰（實踐）這一關，才能在現實裏創造出價值。舉個例子，有次我看病後問了當時已很資深的自然療法醫生一個問題：「服用完這個療程，我是否便『好返』？」（「好返」為粵語，意謂康復、痊癒、好起來。）醫生立即給我很妙的回應：「怎樣才為之『好返』？一切症狀消失了？一切回到之前像沒有生病一樣？若會或偶有復發的話還算『好返』嗎？一年後才復發？兩年？或永遠也不復發才算『好返』？」

自然醫學的力量

當時我真的覺得很有趣，那位醫生正是我們香港自然醫學界的開路前輩——袁大明醫生。這個對話引發了我很深的思維。我是一名自有記憶起，就開始病到成人的體弱人士，像俗語說「揹着藥煲行走的兒童，別人是長大的；我是病大的，一直到年少時的腫瘤手術到年青時的車禍後遺症〔當時主診醫生説是 9% 的頸椎永久傷殘（Permanent disability），令我覺得自己就一輩子也會是一個病君。〕到現在還記得當母親聽到一、兩個所謂醫生説：「像這樣的兒子，只會用光你的錢，多多都不夠你去醫，算了吧！」聽到這樣的話，媽媽的無助樣子，那時的香港，大家也不算富裕，母親是用孭帶揹着面無一點血色的我，但她的愁容和負擔，我很清楚。

直到自然醫學改寫了我的人生，袁醫生的一個妙問妙答，加上我後來多年的攻讀和研究，我就在不違反自然醫學的原則及執業操守下，以這一個定義為之「好返」：「症狀消失了、原因移除了，以及比起患病前更健康和更美麗。」

這個定義無論對自身抑或病患者也好，也是同一要求。特別是我用心研究和實踐了再生醫學，包括：瑞士及德國的生物分子醫學、端粒生物學和近期的光譜再生醫學。大家嘗試不要想得複雜，這亦不需要醫生才明白，大家就用一個平凡的常理邏輯去認知一個健康道理——既然當時的身體、心理和環境能讓自己生病，所以就算通過了醫療手段將生病引發的症狀解決，甚至成因也移除，但若自身生命的身、心、靈和環境（包括社交等原素）不變，疾病不是會仍然前來侵襲嗎？

認識人體細胞的再生能力

更何況，一般來說，人一出生就是從「強壯的康復再生能力」指數的上升，慢慢朝向年老而指數下降的旅程；而有害的病毒和細菌卻不斷變種和強化。從生物學的角度客觀地、深入些去認清事實的話，人類從出生到成長期、到年老的階段，身體的幹細胞量（Stem cells count），就在不斷下降，而成年人的幹細胞大部分也是屬於分化功能獨一，即單一功能分化性（Unipotent）、寡（少）能分化性（Oligopotent）或有些多能分化性的（Multipotent）幹細胞；而不再是受精卵接合孢子時期的萬能分化性（Totipotent）和胚胎時期的超多能分化性的（Pluripotent）幹細胞（實驗室內人工製造的人工誘導超多能幹細胞（Induced pluripotent stem cell）暫時不談論），而且幹細胞的總體比例也沒法和胎兒或成長期相比，因此再生能力亦如是（基於這個比較決定性的因素而言）。人類從

出生時，位於染色體末端的端粒大若有 15,000 個左右的單位，破損度亦很低，因此細胞的生長及複製能力很強很完美；但隨着年長，端粒的破損日益嚴重而變短，細胞的複製能力和完美度下降，慢性病和各種嚴重疾病的發生率就會升高，當端粒縮短至 5,000 個單位左右時，細胞便沒有條件和能力再複製。

大家更不想聽到的是：人類身體製造端粒酶（可修補端粒）的相關染色體功能基本上是處於沉睡狀態的，端粒酶的表達只限於要繁衍下一代的生殖系精子細胞和增殖性體細胞成體祖細胞亞群（Subset of proliferating somatic adult progenitor cells）；而癌細胞的可惡或強悍就是，此等霸道細胞（大概 80-90% 左右的癌細胞種）能啟動端粒酶來延長端粒並作無限複製，甚至在端粒縮短至 5,000 個單位的細胞也能好好被它們佔有運作。還有的是，生產我們身體最基本能量單位三磷酸腺苷（ATP）（一種核苷酸，作為細胞內能量傳遞的儲存和傳遞化學能的單位）的腺粒體（生物學上簡稱的「細胞的發電站」（the powerhouse of the cell）），亦會隨着身體功能的衰退而減低生產能量的效率。

沒病沒痛的身體就是最好？

再者，隨着年齡增長，人體內的 NAD+（菸酰胺腺嘌呤二核苷酸）亦會大大減少；研究顯示，我們 50 歲時體內的 NAD+ 只剩下 20 歲時的一半左右，NAD+ 的不足就會直接影響到「去乙酰化酶」（Sirtuins，SIRT1-SIRT7）的基因修復，以及其他對身體重要的修補功能。但以上這些全都是可以有效處理的健康管理學問，只是我們，絕對不能只守着「現在沒病痛就好」這舊概念！[註1]

註 1 　這些在人體邁向衰退的基本生物學條件下，再演繹下去的細節和相關的，如何逆轉及抗衰老的知識，我會留待下一本書再和各位分享。

我在這裏想説的是，別聽那些「人只要生過某病，身體便有了其相關的免疫資料、有抗體，再有同樣的病毒或害菌來侵時，身體已懂得處理，所以只有等新的、身體不懂應付的入侵物導致生病時才再找醫生處理，無病無痛就好，就是好身體。」更別再以為醫生 = 生病時去見的一種職業人士，醫生的主要功能是讓你——不生病，只有生病了才懂見醫生的人才會生病。

不會吧！逆天了！此理怎麼講？

此理有三講。

三講細談醫學理念

第一講：自行管理健康生活

這裏説的醫生，是指前幾章提及過的那些整全導向的西醫生（Holistic Doctor），或自然醫學醫生（Naturopathic Doctor）、中醫師（TCM Doctor）或本書中常提及的整骨醫師（Osteopath）、順勢療法醫師（Homeopath）、脊醫（Chiropractor）等，這些醫師全都有治未病、保養、養生和健康生活風格管理等的預防醫學理念。

舉例：近年早已有疾病易感基因等先進檢測，讓孩子從嬰兒期已可參考精準的基因圖譜數據，預測孩子比較容易患上的 100 多種主要疾病的風險度，並提供健康指引，從而可預早安排更全面的健康生活和預防醫學的應用。在我處理過的案例中，有家長為自己及孩子再配合營養及體適能的基因檢測，令一家人的健康生活風格管理能更積極和全面。

第二講：健康是一個「連續體」

　　無論你是醫生也好，消費者也好，請重新認知「健康」（Wellness）和「病弱」（Illness）其實是一個「連續體」（Continuum），這個偉大的學問稱為「疾病——健康連續體」「Illness – Wellness Continuum」。要認識「疾病——健康連續體」這實踐性的整全健康生活風格管理學問，就必須先認識它的始創人「約翰・W・特拉維斯」醫生（Dr. John Walton Travis）。

　　約翰・W・特拉維斯（John W. Travis）是美國作家和醫生。他是「健康」替代醫學概念的支持者，該概念最初由 Halbert L. Dunn 於 1961 年提出，並撰寫了有關該主題的書籍。1970 年代，特拉維斯醫生在加利福尼亞洲創立了第一個「健康中心」。他創立了「疾病——健康連續體」（Illness – Wellness Continuum）這模式。Dr. Travis 於 1965 年獲得伍斯特學院的學士學位，隨後於 1969 年獲得塔夫茨大學醫學院的醫學博士學位，並在美國公共衛生服務（USPHS）擔任了六年的委任官員。此時，他在約翰霍普金斯大學彭博公共衛生學院完成了預防醫學住院醫師培訓，其中包括 1971 年授予的公共衛生碩士學位，致力於研究「Wellness」整全健康專科。我在講課時，時常稱特拉維斯醫生為一位「陽光醫生」！為一整個健康業帶來陽光！

　　我叮囑自然醫學院的博士生們謹記特拉維斯醫生在自傳中有過的這段自述，當時他開始從事西醫工作，他說：「我討厭『疾病——關注』（Sick-care）。我覺得我要為其他人糟糕的生活風格選擇（選擇「疾病——關注」式的處理病徵為主的傳統西醫學）負上責任，我只能給他們藥物（Drugs – 化學藥物）來掩蓋病徵／症狀，而不是治癒（Heal）」。

> *"I hated sick-care. I felt like I was being made responsible for other people's bad lifestyle choices and I could do little but give them drugs to mask symptoms – not heal" – Dr. John Walton Travis*

以生而健康為目標

特拉維斯醫生用了很簡單易明的方法去解說「連續體」的學問，在這裏我也嘗試簡易闡釋甚麼是「疾病──健康連續體」，我們其實終此一生也是遊走於這個連續體中，連續體是一個流動的運作模式，特別在兩個方向以及在一個點上。這一個點名為「中性點」（Neutral point），即沒有可辨別／鑒別出的疾病，或同時又沒有可辨別／鑑別出的整全健康。在這一點上，若你的人生（整體生活風格）選擇向右走的話，恭喜你！這是光明大道，而你將會經歷「覺醒」、「教育」和「成長」三個階段，這三個階段生生不息，朝向着「高水平的整全健康」（High-Level Wellness）的境界。

若是選擇了或無知地由中性點向左走，將會出現在你路上的則變為「訊號」／「警號」，接着是「病徵」，再伴隨着的是「功能喪失／殘疾／缺陷／殘障」，而最終的目的地就是「提早死亡」（Pre-Mature Death）。這是特拉維斯醫生 1972 年已推廣的學問。可悲的是，人類到今天仍然誤以為中性點就是健康！傳統醫學更常以中性點為──工作、目標、教育方針和經營模式。參與過我課程或講座的讀者應該也知道我經常嚴厲地指責：「中性點這個舒適地帶，同時亦是危機風險高地，醞釀健康惰性的溫室，和整全健康生活風格懶惰指數最高的地帶」，而你們卻自以為這是健康高地？

「乜健康都要辨別 / 鑑別出來嘅咩？我冇病冇痛喎！」（港式粵語）當然要，請問你的三高血糖正常嗎？重金屬和毒質超標多少？微量元素和維生素水平正常良好？壓力指數如何？有否積勞或已內化成焦慮？內分泌和自主神經系統是否健康？熟睡的腦電波比例正常？十二條主要經脈是否陰陽平衡？七個主脈輪是否有堵塞？我可以再問下去或問得更仔細，但重要的是我問的方向是朝着一個身心健康境界應有的環境去了解你，而不是問你有沒有尿潛血和紅血球沉降率偏高等，出現了這些的話，已是「警號」座標位置了。

大家放心，一定有香港人會代你問：「咩嘢提早死亡，人梗係會病會死㗎啦！」各位可放膽張開懷抱和雙手，隨意去搜索下現在先進的醫學專家的研究，健康的人大概可活到幾歲？沒錯，是 129 歲左右，一所聘用我為顧問的大型再生醫學機構就是以 129 作為機構的願景和口號。有趣的是，自然醫學很早前就有這個說法。重點是——生而健康。

自然醫學醫生的工作

回應本章的大題：「自然醫學治療甚麼？」，作為一個綜合自然醫學科的教授和考官，我可以清晰地說給你們知：我們的主要工作就是讓人類「覺醒」，用心的「教育」消費者一起「成長」和走向「高水平的整全健康」方向。這是一項帶給世界「綠色」健康與「和平」的工作。

「醫學是所有藝術中最高尚的」醫學之父「希波克拉底」

只是，這個「教育」是漫長的、不息的，在路上亦會出現「警號」、「病徵」、「功能喪失 / 殘疾 / 缺陷 / 殘障」等惡道關口；因此，自然醫學亦會想盡辦法以無毒、無害、無副作用和非入侵性的，身心靈兼顧

的治療系統，來貢獻或補助「治欲病」和「治已病」的工作。看到這裏，衷心希望消費者別再在惡道裏常盤旋至「病徵」，然後看醫生，亦同樣希望醫生讀者不再鼓吹中性點這健康惰性的溫室就是健康高地，但無奈地面對永無寧日的「病徵」工作。這就是你們的第一個「覺醒」。

覺醒了以後，反洗腦的工作就易做很多了。

第三講：認清「專家」發言的背後

我在第二章裏說過，對自然醫學的第十個謬誤，將會在這章破解並好好的教育一下。

謬誤十：自然醫學違反了重要的醫生操守──給予「假希望」（False Hope）

在上面，我介紹了約翰・W・特拉維斯醫生（Dr. John Walton Travis）。在這節，我介紹一位非常值得景仰的醫生教授，與我們一起，從一個一直走偏了的偽道德深淵裏解放出來！

大衞・塞爾萬・薛伯醫生，博士，教授（Prof. Dr. David Servan-Schreiber, MD, PhD.）

（1961 年 4 月 21 日－2011 年 7 月 24 日）是位法國醫生、神經科學家和作家，兩本世界級醫學名著《沒有弗洛伊德或百憂解的治癒》（被翻譯成 29 種語言，售出了 130 萬冊）和《抗癌：一種新的生活之道》（翻譯成 35 種語言，榮登紐約時報最暢銷書，印刷量超過 100 萬冊）。薛伯教授曾任匹茲堡大學醫學院的精神病學臨床教授和克勞德伯納德里昂第一大學醫學院的講師。教授還是在 1999 年已獲得諾貝爾和平獎的國際組

織「無國界醫生組織」（Médecins Sans Frontières）美國分部的創辦人之一，亦曾在危地馬拉、庫爾德斯坦、塔吉克斯坦、印度和科索沃擔等地任志願者工作。

一個這樣優秀，蜚聲國際的名醫、西醫學、精神病學臨床教授，究竟有怎樣的經歷和故事，導致他後來致力著書立說，努力推廣和自然醫學完全吻合同頻的身心靈健康生活風格？

他將學問的精髓除了應用在建立健康的生活之道外，亦歸納為：「每個人的身體和精神都具備自然的防衛能力，只要克服恐懼和加強鍛煉就能調動這些潛能來抗癌」。（這正是第三章提及的「許癸厄亞實踐」，亦即醫學之父「希波克拉底」和自然醫學之父「路斯特」醫生的教育。）

每次看薛伯教授的文獻和講座視頻都特別有感觸，因為我亦是從病魔惡道中走出來的人，經歷過腫瘤手術和各種病苦以及交通意外、聽過各種對健康和醫學的無稽之談，主線從事教育科研工作，所以完全感應到教授一面的無奈和另一面的使命感。

薛伯教曾有過兩次授接受惡性腦腫瘤治療的經歷，在他的著作裏，他這樣回憶：「大約 16 年前，我被診斷出患有腦癌。我接受了化療並得到緩解，但癌症復發了，我經歷了兩次手術和 13 個月的化療。我問我的腫瘤科醫生是否應該改變我的飲食以避免再次復發。他的回答非常刻板：『吃你喜歡的。不會有太大區別的。』」

薛伯教授直接指出：「他（醫生）錯了」。然後接着説：「僅在過去 10 年中發表的廣泛研究就證明，你所吃的食物可以對你預防癌症產生深遠的影響。但我的醫生的回答並不令人驚訝。一個鮮為人知的事實是，在

醫學院幾乎沒有教授營養學，大多數問題的解決方案是藥物。醫生也不相信病人會改變生活方式……」

「讓食物變成你的藥，讓藥物成為你的食物。」意謂「藥食同源」——醫學之父「希波克拉底」
"Let food be thy medicine and medicine be the food." – Hippocrates

「我們已經使用了與我的案例相關的所有藥物和公認的醫療實踐。至於更在前端的身心或營養方法理論，他（醫生）顯然缺乏探索這些途徑的時間或興趣……」，「我花了 9 個月的研究才開始了解如何幫助我的身體保護自己免受癌症侵害。這就是我學到的：如果我們都有癌症潛伏在體內，那麼我們每個人身體都同樣有一個對抗腫瘤發展過程的設計。而我們使用身體的這個自然防禦能力與否則是取決於我們。」

必修的超營養療法

薛伯教授當時埋頭研究的專題包括：環境聯繫（Environmental links）、糖的危害（The dangers of sugar）、集約化農業（Intensive farming）或簡稱精耕，指農業上採取各種手段，大量的人力、物力投入，以取得最大限度產出的耕作方式，環境中的毒質（Toxins in the environment），有機優勢（The organic advantage）；並深入研究抗癌的超級食物（Cancer-fighting superfoods），包括：綠茶、薑黃、大蒜、洋蔥、韭菜、青蔥和細香蔥、蘑菇、十字花科蔬菜、富含類胡蘿蔔素的水果和蔬菜、草本和香料、柑橘類水果，和身心的連結（The mind-body connection）。

以上這些草本超營素及營養療法全都是我們自然醫學課程的必修內容，在我設計過的兩個「綜合醫學大健康管理學」博士班（俄羅斯西南國立大學和波蘭 UITM 大學）的課程大綱裏，這些學科也是在第一個階段的必修單元內。我無法理解一個醫生有甚麼的理由會不懂得這些基本的知識。

薛伯教授認識到：「製藥業正在尋找能夠抑制癌細胞分泌而引起炎症的化學物質的藥物。但是已經有很多自然方式可以幫助我們提高免疫力並減少炎症……這亦只是一個消除我們環境中的一些毒素、採用抗癌的食療（Anti-cancer diet）、尋求情緒平衡和實踐足夠運動的簡單事情。」

各位可知道現在你們可接觸到的「專家」是怎樣「指出」腦腫瘤相關的存活率？

他們説「據臨床統計，腦腫瘤目前平均存活為 15 個月，2 年內復發率，幾乎為百分之百……，腦腫瘤的存活率低，但是如果早期發現、早期治療，透過手術、放射治療、標靶藥物等治療，患者甚至可以存活 2 至 3 年……」。然後差不多所有不知甚解的媒體，基於上述的這些權威資料亦會鋪天蓋地的幫忙做「專家」發佈：「惡性腦瘤 5 年／10 年相對存活率分別為 28% 和 24%，惡性腦瘤是一重大疾病，預後不佳，以外科手術、合併放射線及化學療法治療，最惡性的多形性神經膠質母細胞瘤，5 年存活率只有 5%，50% 患者的存活時間只有 9-12 個月，各年齡層能活到 2 年以上的患者，都在 30% 以下……」、「多數病人平均不到一年半的壽命，若選擇放棄治療，恐怕僅剩 3 個月餘命……」、「老人與小孩的大煩『腦』，50% 腦癌患者只能活 1 年……」等等。專家到無人能及……

我們也不妨看看作為世界上最大的獨立癌症研究機構——「英國癌症

研究基金會」怎樣説，通常對於英格蘭患有癌性（惡性）腦瘤的人：100人中有 40 人（40%）在癌症中存活 1 年或更長時間；100 人中有超過10 人（超過 10%）在癌症中存活 5 年或更長時間。而香港防癌會則説：「……第四級星形膠質瘤的復發率非常高，一般病人在確診後 1 年，多會因病情無法控制而身亡，相當可惜。」

經歷了兩次惡性腦腫瘤的薛伯教授，通過健康的生活風格，包括抗癌的健康食療、體育鍛煉、精神修煉，以及戰勝「恐懼和厭世」的心理健康調節等，活生生的以自己的人生事蹟引證了有效的抗癌方法，並爭取了十多年的生命！更是陽光的十多年，為後世著書立説，教授在書中肯定地指出：「只要我們改變生活方式，40% 的癌症是可以避免的。僅僅在法國，每年就可以減少 108,000 名癌症患者。」

身心修煉

事實上，有關薛伯醫生用心研究的健康飲食，身心修煉等理論早年已經得到世界抗癌基金會的確認。2007 年，該基金會的報告總結指出，恰當的飲食結構和健身活動的確有助於預防癌症的發生和發展。當然，健康生活風格管理可以做到的遠不止於此，但醫療改革是個漫長的進化。

令人有點失望的是，事隔 15 年，今天我們仍在自稱醫療先進的地方，如香港特區的醫院裏，對癌症患者例如腦癌所提供的醫療選擇仍然是外科手術、放射治療、化學治療、標靶藥物治療和其他藥物治療等，就算換間名貴的私家醫院看看，能提供的名貴治療亦只是一些全腦放療（Whole brain radiotherapy，WBRT）及立體定向放射治療（Stereotactic radiotherapy，SRT）等，唯一看到有標榜副作用少的，則只有用於干擾癌細胞分裂的腫瘤電場治療（TTFields）。

像薛伯教授這些活生生的個案，世上何其多，早於 90 年代或更早期，「免疫療法」已經由多位專家，包括已故的奧地利著名細胞療法專家，生物電療法專家 Rudolf Pekar 博士率先提出，並在當時已將多個案例輯錄成書。他對人體如何防禦和抵抗癌症有了深刻的認識。他還開發了一種針對大多數可觸及的腫瘤的無痛門診物理方法。該療法由瑞士和德國著名的細胞治療師進一步開發並獲得專利。

3 年前，我因為再到日本參加國際知名的端粒生物學權威——比爾安德魯斯博士（Dr. Bill Andrews）和另一位主攻研究再生醫學的日本權威醫生兩人的共同科研發佈會，才認識了日本對癌症治療的先進。「癌症能量殲滅療法」CEAT（Cancer Energy Annihilation Therapy）在日本的實踐歷時已 17 年，擁有 7,000 多個例症，是一個無疼痛，無副作用和無後患效應的治療，位於橫濱的診所院長「前田華郎」醫師更將這個技術和臨床經驗輯錄成書，全球暢銷。另一位在自然醫學、再生醫學或替代療法界無人不曉的鼎鼎大名「馬克斯·格森」博士（Dr. Max Gerson）在 1920 年代開發的「格森療法 ™」（Gerson Therapy™），在近百年來幫助來自全世界各地的癌病或重病患者，以全天然的食療法配合精準的治療程序來施行整全治療，康復的成功案例不計其數，全球報名修讀格森療法 ™ 的醫生或治療師也不計其數。還有一大堆其他如通過細胞療法、中醫理療，甚至修煉氣功等的康復個案。（我在本書就先不再深入談論醫學數據的謬誤了）。

所以，有關謬誤十：自然醫學是有給予「假希望」（False Hope），還是有人製造「假絕望」（False Hopelessness）？看到這裏，讀者自有判決，醫生的讀者亦有足夠的知識去尋找答案或承認答案。

因此，我以已故的名醫教授的教導作出歸納。大衛·塞爾萬——薛

伯教授在他的一次精彩的演講「預防和治療癌症的天然防禦」（Natural Defenses in Preventing and Treating Cancer）尾段，有如下意義深遠的一番教導，各位好好的，謙虛的來一起受教：

> 「作為一名醫生的我，這次（講座）將會以一個非常重要的概念來結束，我一直認為已經接受過適當培訓的我，應當小心不要給人們錯誤的希望。所以當我開始寫這本書時，我有一個很大的擔憂。你知道，我可能會給人們虛假的希望？那將會是我很難處理的批評。然後我意識到發生了甚麼？我們周圍有很多的人，包括這個房間裏的很多人也可能生活在**無望的絕望**中，因為他們相信癌症是一種基因賭博，一旦你得了它，你就會失去控制。但我最終意識到的，所有這些科學向我們展示的卻是，這是一種**虛假的絕望**。我們需要爭取的，其實是**真正的希望**。我希望你們能在今晚之後一起參與這場戰鬥。感謝你的關注。」（掌聲雷霆）^{註2}
>
> *"And it will end with one very important concept as a physician, I have been properly trained to, I think, to be careful to never give people **false hopes**. And there was a big concern I had when I started writing this book. You know, I might be giving people false hopes? For that will be a criticism that I would have a hard time to dealing with. And then I realized that what is happening? There are a lot of people around us, a lot of people in this room maybe are living with **hopeless hopelessness**, because they believe that cancer is a genetic lottery that once you have it, you're, it's out of your control. And I realized that with all of the science shows us is that it is a **false hopelessness**. And what **we need to fight for is real hope**. And I hope you and can engage together in this fight after tonight. Thank you for your attention."*

註2　因為各位很難會找到這次演講全文，聽說視頻會經常被下架，所以我將以上一段的原文筆錄在此給各位參考。

病人都具備獨特的身、心、靈、境

有了本章上述的鋪墊，「自然療法是治療甚麼的？」這個問題就會比較容易回應。自然療法治療的首先是去還原病人對治療、疾病和健康，以及醫生與患病者的關係等的正確認知。

因為自然醫學有「許癸厄亞實踐」的精神，醫學之父「希波克拉底」和自然醫學之父「路斯特」醫生教育的這些源遠流長的原則，所以深入了解客戶的一整個獨特的身、心、靈、境的狀態非常重要〔「**知道是甚麼樣的人得病（識得病者）比知道一個人得的是甚麼病（識所得病）更為重要。」——醫學之父**〕。加上，現代電腦化的功能性檢測儀器或心理分析工具已經是非常先進，無論是從瑞士、德國、美國或中國及中國台灣生產的也能快速的提供有一定精準度的生物功能數據給醫師參考，自然醫學醫生相比起以前能更快速、更全面地評估病人的整全健康狀態。自然醫學裏亦有多種的天然診斷技巧，如 O 環測試（O Ring Test）、肌能測試、虹膜診斷學和氣功感應測試等等，可以混合使用。

授能模式（The Empowerment Model）是我選擇的執業模式，它由評估（Assessment）、建議（Recommendation）和跟進（Fellow up）三個板塊所組成，一直跟進着病人的「疾病——健康連續體」。其後，我亦從這個基礎上建立我在香港診所的一個 5Ps Model——預測（Prediction）、預防（Prevention）、個性化方案（Presonalization）、唯美（Perfection）和延壽（Prolongation）。

在傳統的自然醫學裏，有一個非常一針見血的原則，與「許癸厄亞實踐」的精神同出一轍，就是「一個健康，一種疾病」（ONE HEALTH, ONE DISEASE）。一種比較經典的自然療法核心原則。意思是「疾病只有一

種，即缺乏健康」，健康消失了，所以生病。傳統自然醫學裏接受只有一種疾病的説法並非沒有道理，它的意思是「疾病的名稱是健康不存在了，而並非是指一本病理目錄冊子」。從這個原則出發的話，自然療法的治療目標最着眼於協助病人，將並非處於最佳水平的健康狀態，通過各種非入侵性、不激進和無副作用的天然治療手段，來調整回到或提升到最佳的身心靈整全健康狀態。

這樣的話，客戶身體及自身的生活圈，根本就不合適甚至不容許疾病的出現。例如有害的細菌和病毒很難在偏鹼性、免疫系統協調、營養和微量元素平衡充足、細胞和線粒體活躍健康、內分泌平衡和心理精神充滿陽光開朗特徵的個人身體上致病。這有點像古中醫的診斷學問，主要是針對問診者的五行和經脈等是否陰陽平衡而不是着眼於表徵所歸納出的疾病名稱。

覺醒的教育

如前述，自然醫學醫生的理想主要工作就是讓人類「覺醒」，和用心「教育」消費者一起「成長」並走向「高水平的整全健康」方向。但客觀的現實環境中，我們的確時常要處理病人因走錯了「疾病 —— 健康連續體」方向，而在這惡道上身體出現的「警號」、「病徵」、「功能喪失 / 殘疾 / 缺陷 / 殘障」等現實問題，這時候我認為西醫學多年的努力研究，在病理學上是非常有參考和實用價值的。只不過醫學系統走到今天，疾病的分類真的令人發毛。世衛組織在 ICD-10 國際疾病分類（International Classification of Diseases）（2007）中已區分了 12,420 種疾病。ICD 以全面，分等級的方式列出了所有疾病，症狀，損傷和其他相關健康狀況的定義。疾病的分類、等級、症狀，損傷和其他細節的資料的確有助醫師作多方位的了解、研究及更針對性的用藥。[註3]

註3　世界衛生組織（WHO）國際疾病分類第十一次修訂版（ICD-11）2022 已生效，包含大約 17,000 個關於傷害、疾病和死亡。參考網址：https://www.who.int/news/item/11-02-2022-who-s-new-international-classification-of-diseases-(icd-11)-comes-into-effect））

因自然醫學醫生（Naturopathic Doctor, ND）或自然療法醫師（Naturopath）除了要協助客戶「覺醒」整全健康全風格的重要，和「教育」他們朝向着「高水平的整全健康」的 WELLNESS 正道走之外，亦需處理還在惡道者的身體「警號」、「病徵」、「功能喪失／殘疾／缺陷／殘障」等的 Illness，所以我們的治療工作也很像英國的「自然療法執業醫師協會」Association of Naturopathic Practitioners UK 對自然療法定義：「自然療法是一種促進人體自身的自我修復機制的醫療保健系統，根據自然療法的原則，應用天然的療法，例如營養學、草本藥、針灸、順勢療法、物理調節、水療、斷食、運動治療和其他模式……提供治療計劃和維持、支持患者的長期良好健康狀態。」

自然醫學醫生的工作是甚麼？

美國自然醫學學院協會（Association of Accredited Naturopathic Medical College）的講解也非常貼切地反映出自然醫學醫生在自然醫學比較成熟的美國的客觀執業情況：「自然醫學醫生（ND）通過健康促進和疾病預防，專注於患者的整全健康，同時解決患者病情的根本原因。自然療法醫生照顧所有年齡和性別的病人，並在從私人診所到綜合醫療中心、緊急護理診所和醫院等環境中執業。ND 是臨床醫生、作者、學者、研究人員和企業家，眾多行業對 ND 的需求日益增長。它們提供個人化、循證的療法，平衡危害最少和最有效的方法，以幫助促進身體恢復和維持最佳健康的固有能力。自然療法醫生是自然醫學專家，自然療法醫學教育是作為專業從事自然醫學的保健醫師的最有效和最直接的教育培訓方式。

因此，雖然大家整體的大原則相同，在不同的國家，通過不同的醫學院培訓和各自的實踐背景等，也會讓自然醫學醫生／自然療法醫師的執業範圍存在差別，當然還需考慮醫師個人的專業責任保險規條所涵蓋的承保範圍和地區。若拿我處理過的個案來參考的話，以自然療法非入侵性的手段來處理的個案包括：免疫失調、皮膚問題如濕疹、心肺功能和呼吸系統疾病、筋骨和關節問題、脂肪肝、紅斑狼瘡、腎炎、腎功能損傷、血管阻塞和動脈硬化、甲狀腺疾病如結節和甲亢、睡眠問題、糖尿病、肝功能損傷、癌症的替代或輔助療法、肌膚再生、心理情緒問題如躁鬱症和焦慮、小兒腦癱、貧血、鼻炎、月經失調、青光眼、小兒生長遲緩、腦退化、腸胃消化系統問題病如便秘等等。近年我比較致力的執業方向和科研範圍則集中於自然醫學美容抗衰老、逆齡及身心靈健康管理、再生醫學和光譜醫學等。

　　註：以上的治療程序沒有涉及任何處方化學藥物或受管制的中醫藥。視乎國家和法例，有些地區的監管，如美國的數個省份和加拿大的自然醫學醫生是可以從事注射及一些小型的外科手術。自然醫學醫生亦需留意當地相關部門對補充品及維生素用量的管制。

自然醫學的系統適合服務甚麼種類人士？

　　根據英國的自然療法專業組織的研究，通常有三種類型的患者適合尋求自然療法的醫療護理。

　　一、正在尋找健康促進和疾病預防策略的患者，他們個人認識到，健康不只是偶然發生的，這是一個終身的過程，涉及到每天的清晰理解如何處理影響到他們健康的因素。

二、患者有一系列的症狀 — 他們已經無法自己解決或通過其他醫生的服務得到幫助，自然療法醫生往往能夠為患者提供一個新的視角，並提供安全和有效的方法來恢復健康。

三、已被診斷患有疾病並正在尋找治療方案的患者，自然療法是能非常有效的為那些嚴重和危及生命的疾病去改善生活質量，它被廣泛和有效地用於那些正在尋找傳統和自然療法治療相結合的患者，目的是盡量減少藥物，手術或傳統治療的副作用。

綜合這章所說，自然醫學／自然療法的治療工作就是，盡力給予健康伙伴（我們的客戶或病人）真實的希望（Real Hope），還原伙伴對疾病、健康和治療的正確認知，教育他們一起持續走向「高水平的整全健康」方向；並通過無毒、無害、無副作用的非入侵性的綜合治療，令不幸走在錯誤方向上的病患者康復。

參考文獻 References：

1. Bill Andrews Ph.D., Jon Cornell. Nov. 2017. Telomere Lengthening: Curing All Disease Including Aging and Cancer. Sierra Sciences, LLC ISBN-13 ：978-0692890370.

2. Bill Andrews Ph.D. (Author), Jon Cornell (Author), Brendan Parker (Editor). Nov. 2014. Bill Andrews on Telomere Basics: Curing Aging. Sierra Sciences LLC; 2nd 978-0615949987.

3. David Servan-Schreiber, MD, PhD. 31/12/2009. Anticancer: A New Way of Life 2009 Viking; New. ISBN-13: 978-0670021642

4. Department of Pathology. 2022. What is Pathology? McGill University.

5. Michael Joseph. UPDATED: 16:17 BST, 4 July 2008. The anti-cancer diet Eat your way to a healthier life. Extract taken from Anticancer: A New Way of Life by Dr David Servan-Schreiber. Mailonline.

6. Morton Walker. Nov, 2001. Galvanotherapy Percutaneous Bio-Electrotherapy for the Elimination of Malignant Tumors, Townsend Letter for Doctors and Patients. https://alternativehealth.co.nz/cancer/articles/galvonic.htm

7. Restart with Wellness https://www.restartwithwellness.co.nz/blog/post/51957/Illness-Wellness-Continuum/Susan R Barry Ph.D. Posted May 14, 2009. False Hopelessness. Eyes on the Brain. Psychology Today.

8. https://www.psychologytoday.com/intl/blog/eyes-the-brain/200905/false-hopelessness

9. Suzuki N. 2004. Complementary and alternative medicine: a Japanese perspective. Evidence-Based Complementary and Alternative Medicine. 2(2):113–118.

10. The Health, Illness – Wellness Continuum, Nursing – Health Care Delivery System in India, https://www.brainkart.com/article/The-Health,-Illness---Wellness-Continuum_35453/

11. Victoria B. Bjorklund. September 24, 2013. Obituary of Dr. David-Servan Schreiber. Médecins Sans.

12. Viking, a member of Penguin Group(USA) Inc. Nov 17, 2011. A Doctor's Quest To Heal His Own Cancer With Food. From ANTICANCER, A NEW WAY OF LIFE by David Servan-Schreiber, MD, PhD. Prevention.

13. Vultaggio-Poma, V., Sarti, A. C., & Di Virgilio, F. (2020). Extracellular ATP: A Feasible Target for Cancer Therapy. Cells, 9(11), 2496. https://doi.org/10.3390/cells9112496

14. Zvereva, M. I., Shcherbakova, D. M., & Dontsova, O. A. (2010). Telomerase: structure, functions, and activity regulation. Biochemistry. Biokhimiia, 75(13), 1563-1583. https://doi.org/10.1134/s0006297910130055

15. 24 August 2009, 23:20. By 6 min read. Read Excerpt: Anticancer by David Servan-Schreiber. Servan-Schreiber details diet, excercise and lifestyle choices to battle cancer. ABC News.

16. http://asitherapy.com/index2.php?Content=Immunotherapy

17. https://heho.com.tw/archives/17631

18. https://www.cancerresearchuk.org/about-cancer/brain-tumours/survival

19. https://www.naturopathy-uk.com/about/about-accreditation/

20. https://www.sciencedirect.com/topics/agricultural-and-biological-sciences/telomerase

第五章

辨別真與假——專科守則和執業需知

自然醫學的專業實踐

若各位仔細分析一下近代社會對待專家的態度，不難發現，專家在這個年代正出現了一個兩極化的風氣和大混亂的變局。首先是兩極化的情況，有些消費者非常尊崇專家，特別是有關重要的決策，如疾病、金融投資、法律和移民等影響深遠，而自身又沒有足夠的專業背景和資料分析的領域。反正「專業的事就留給專家做」一直也是常理。但相反地，現代社會同時亦出現了一批不太信任，甚至喜歡貶低、批判、刁難和惡搞專家的人。這與近代社會資訊爆炸，隨意和隨處都可以在網上或手機平台為某一議題搜索到無限量的資料與相關文章有關，愛搜索者又可以再將這些資料去整理一番，再找個平台或建個平台去議論多番，以表達自己的各種高見。

專業權威的說服力

社會就這樣出現了一班名叫「KOL」（Key Opinion Leader）、網紅、YouTuber 和名嘴等群體，他們講的是瀏覽量、粉絲量、會員和追隨者的多寡，而這個群組亦慢慢變成了一種職業，他們當中有些明星級的人士更比專家的收入可以更高。久而久之，社會上多了很多不知哪裏來的專家，你一句我一句，你說真時他說假，有些還說得似模似樣又娛樂性兼備，嚴肅和認真科研的真專家甚至被貶和被起了很搞笑的花名，這就順便更抬高了一下口舌視頻專家的地位。最終呢？專業知識的混亂出現了，專業人士應有的尊重和權威說服性亦漸淡化了。

各位別以為上述這兩極的現象沒有甚麼，事實上它卻正在為社會帶來負面的深層次衝擊。世界上已經出現了些有識之士和學者，提出甚至著書指正這個他們形容為「社會反智文化」的現象，並警告若這種文化或現象繼續下去的話，社會就會出現大量似是而非、半真半假的疑似專業，但實質是有帶方向成分或帶誤導性的資料，無知和愛選擇性地接收迎合自己喜好資訊的大眾，亦會選擇支持偽 / 裝專家（甚至真的自以為是專家）而無視有真才實學的專家。

　　在這種反智的環境下，專家亦不鼓勵發聲更無建樹之地，最終社會上就只會剩下一批偽專家和混亂資訊。這些學者的耽心其實又真的有其道理。我 20 多歲就開始從事教育、寫作及研究的工作，橫跨三個專業，是三個都需要有專科評審認證資格的專業，加上多年的專科資格評審考官的經驗；我可以告訴大家，資料和知識的搜集、分類、審查和歸納本身就是一個專科學問，一些國家更有知識管理（Knowledge Management）這門專科的認證制度，令某些重要的社會功能、工種如大型國立級的資料庫、圖書館的管理專員等，能有稱職可信賴的認可專業人士擔當。特別是涉及到某一專業領域，如醫學的資料，就真的必須要小心謹慎處理。原因其實只有一個核心——保障受眾和消費者；而道理亦簡單只有一個，就是需要有系統的培訓流程、有實習審核、有專科認證考核和臨床實踐，而最少也需 7 至 10 年才能成就專家的學問，真可以由僅僅 2、3 個小時或 2、3 天資料搜索的「流量、粉絲」名人就能消化理解並客觀評論？嘗試演練專家可能很有成就感、很有趣，但問責機制在哪裏，誰為知識的危害來負責、為被誤導的受害者負責？

但是，當中一些專業而有情操的網紅主持，卻又能真的定位準確有禮，為本來只限於小眾的有益知識普及化，甚至比大型正規媒體製作更出色，更貼地和有創意。有些本身還真的是行內合資格的真專家，讓知識傳播面不限時空地更廣闊了。因此，自身行內的專業主義（Professionalism），總是一條各行各業也通用的，最好最直接的解決矛盾和健康發展的道路。

醫學的專業

近代醫學的貢獻就是打破迷信和帶領醫療走向專業化的文明。

我在第三章詳細介紹了古代先哲的智慧怎樣通過古希臘神話學（Mythology）的指引與啟悟，來展示出一個全面（Complete）和整全（Holistic）的醫學系統和日後正確的方向。但這都是到了醫學之父「希波克拉底」的出現，才開始真正的實踐出來。據記載，在古希臘，人們患了病就到廟裏，送上祭祀動物供奉希臘醫神「阿斯克勒庇俄斯」（Asclepius），也有些人用藥水洗澡，並且嚴格控制飲食，希望把病治癒。若在歷史的時間線上看的話，是來到了公元前 5 世紀左右，醫學之父的出現才教導當時的眾生，引起和治癒疾病的不是魔法巫術，而是大自然規律。希波克拉底和其追隨者，及後就編寫了很多本醫學書籍。

隨着希波克拉底時代的揭幕，醫學史就開始變得更多記載而豐富了，醫學之父亦因此着重於醫師執業的專業建制和提倡專業道德操守，建立了醫師的誓言和行醫者對老師，以及患病者極高要求的守則及精神（有部分甚至比現代更嚴謹和崇高），亦是第一位嚴厲批評假裝專家的醫師和其他人的無知，並提倡社會一定要有針對醫者的法律問責制度，以杜絕失德的行為等陋習的醫學先哲。

傳承着這個值得自豪的源頭，現代醫學的方向也必須堅持專業主義，亦需繼續打破新的迷信——迷信醫學霸權，沉迷科學而傲慢地不相信大自然規律（即一樣迷信），包括人類生命身心的自然力量（參考第四章）。

走進自然醫學的專業

Naturopathy——自然醫學或自然療法一詞，起源於 18 世紀（John H. Scheel in 1895）這段豐富和精彩的歷史在這就不再重複了。

> 「自然醫學」（Naturopathy）一詞是由「natura」（拉丁語的詞根，意指「出生」）和「pathos」（希臘語的詞根，意指「受苦」／「療法」或「醫學」）而創成來建議「天然的治療法」。
>
> *The term "naturopathy" was created from "natura" (Latin root for birth) and "pathos" (the Greek root for suffering) to suggest "natural healing".*

若各位審查比較近代的文獻，對其定義亦有可能會得出稍有差距但相類似的結論。例如，有學者解說：

> 「Naturopathy——來自拉丁語『natura』，『自然』和希臘語『Pathos』意為『疾病，邪惡』」
>
> *"...comes from the Latin word natura, 'nature' and from de Greek meaning Pathos 'disease, evil'."*

所以，「自然療法意味着通過自然來治療痛苦或病弱。」
Naturopathy would mean treating pain or illness by nature.

　　在這裏，我想堅持完整地為讀者闡釋 Naturopathy 的一個精準定義。

　　現今我們經常用的 "Nature" 自然這一詞，是從古法國語 "nature" 借來的，但如上所述這個詞本來是源自拉丁詞 "natura"，即「精要的質素，與生俱來的性格、性情、氣質等」（essential qualities, innate disposition），在古代，"natura" 字義是指「出生」（Birth）。在古代哲學中，"natura" 多用作希臘詞 physis（φύσις）的拉丁語翻譯，最初與植物、動物和世界上其他內在自行發展特徵的本有特質（intrinsic characteristics）有關。自然這個整體的概念，即物理宇宙，是「根源概念」的多個擴展之一；它始於蘇格拉底之前的哲學家對 "φύσις" 一詞的某些核心應用。

　　因此，根據歷史的資料和自然醫學之父，以及這個詞本身的原創人的原意，"Naturopathy"（自然醫學）的精準定義應該是：

「通過自然界（包括植物、動物和世界上其他以自身的方式自行發展的現象）與生俱來的本有特質，來治療痛苦和疾病的醫學。」[註1]

　　而在今天，要科學化地實踐這門醫學藝術，就一定要通過專業制度的建制，請聽聽以下一個專家講座的節錄：

註1　根據上述對此的研究，包括對其詞根和地理歷史的相關考究，自然「醫學」和「療法」是通用的。

「李尚仁」老師在台大，應力所國際演講廳主講之『現代醫院的誕生』，其中在『醫師與外科醫師的分分合合』的一節中，李老師就說及：「醫學革命——1789 年 7 月法國大革命爆發，在風雨飄搖的同時，醫學界展開了一場影響深遠的革命，取消證照制度，慈善醫院收歸國有，醫學教育停頓，提倡自由市場，人人都可以是醫生，由看不見的手來把脈，但當時身份辨認制度的落後，庸醫冒充名醫屢見不鮮，自由市場失靈，而且戰禍連連，軍隊損傷慘重，缺乏能擔大任的軍醫，於是醫學教育重啟，進行了一系列改革，包括確立外科醫師與內科醫師並重的制度，使醫院臨床教學與病理解剖結合在一起；另外，重啟慈善醫院，以窮人作為研究對象，為醫學界作出重大貢獻……」。然後，李老師在醫病關係的演變一題中繼續說：「醫療統計學上有開創性名著……能夠準確診斷出疾病，但醫師對疾病的興趣大於對病人的興趣，在治療上一籌莫展，崇尚「治療——虛無主義」（Therapeutic nihilism），放任自然。由於這種本末倒置的做法，讓留學巴黎的美國醫師們，所學的只是醫學技術，對當地醫師對待病人的方式則嗤之以鼻……」。

　　我的耽心就是，當自然醫學傳播到一些仍然還沒有完善建制的地方時，就會很容易出現類似的行內不專業化的混亂，而在行外也可能出現有心或無意、無知的誤導與批判。因此，以下我將會繼續詳細和精準地為你們解釋自然醫學、其在世界各地的制度和監管，亦會指引各位如何辨別真假。

自然醫學的專業和各地的規管

自然療法（**Naturopathy**）

「自然療法是一個具有深厚的傳統哲學和實踐歷史、由經過醫學培訓的執業者配備廣泛的自然療法選擇來服務患者的醫療保健系統。」——世界自然療法聯盟

"Naturopathy is a system of healthcare with a deep history of traditional philosophies and practices, medically trained practitioners and a breadth of natural treatment options to serve patients." – World Naturopathic Federation

世界自然療法聯盟（WNF）代表來自七個世界地區的 50 多個自然醫學組織。WNF 的作用是在全球範圍內促進和發展自然療法專業。

根據「澳大利亞自然療法執業醫師協會」（Australian Naturopathic Practitioners Association）的解釋：

自然療法（Naturopathy）是一個獨特而完整的醫療保健系統⋯⋯**自然療法既是一門藝術，也是一門科學。**自然療法是預防醫學的專家。現今，自然療法醫師在實踐中，科學證據和傳統證據也並用⋯⋯自然療法醫師處理個案時，通常在根據病理學可診斷出的病理前（become a diagnosable pathology），就已經揭示出 uncovers「疾病」，自然療法醫師治療急性疾病和慢性疾病。自然療法護理非常適合任何年齡的人，自然療法醫師對於常見的個案情況亦有很多的解答方案。自然療法醫師在實踐自然療法時會使用多種模式，包括：草本藥學、營養醫學、順勢療法、健康飲食和生活風格的建議，按摩療法或其他的各種療法。

英國的「自然療法執業醫師協會」（Association of Naturopathic Practitioners UK）則將自然療法定義為：

> 自然療法是一種促進人體自身的自我修復機制的醫療保健系統，根據自然療法的原則，應用天然的療法，例如營養學、草本藥、針灸、順勢療法、物理調節、水療、斷食、運動治療和其他模式。當自然療法醫師替患者治療時，需牢記這些原則來制定並提供治療計劃和維持、支持患者的長期良好健康狀態。

自然醫學（**Naturopathic Medicine**）

在美國、加拿大等地，自然療法（Naturopathy）這個學問或學派發展至近代，已是潮流及醫學學術的專業用詞所使然，而全都傾向於採用「Naturopathic Medicine」——「自然療法的醫學」即「自然醫學」這詞彙。

「Naturopathic」一詞只是 Naturopathy 這個名詞（noun）演變出來的形容詞（adjective）。有些醫學文章則錯誤地胡說 Naturopathy 和 Naturopathic Medicine 是兩個不同的學科，更想籍此誤導 Naturopathic Medicine 是更高級的。看過上述及本書的各位，已自有答案。

根據「美國自然醫學學院協會」（Association of Accredited Naturopathic Medical College）的觀點，自然療法醫學（自然醫學）是一種獨特的醫療保健專業，將自然的智慧與嚴謹的現代科學相結合（the wisdom of nature with the rigors of modern science）。自然療法醫生（NDs）接受過醫學服務提供者的培訓，他們可以診斷，治療和管理患

有急性和慢性疾病的患者，同時從身體、思想和精神（Body, Mind and Spirit）層面解決疾病和功能障礙。

自然療法醫師（Naturopath）

實踐自然療法的醫師或專家

執業自然療法醫師（Naturopathic Practitioner）

持有專業認證或執業資格的「執業自然療法醫師」，但有時候亦會被簡稱為 Naturopath 自然療法醫師。

英國的「自然療法執業醫師協會」（Association of Naturopathic Practitioners）認為：

自然療法醫師目標在於找出引起疾病的根本原因，並運用自然療法原理，找到正確的治療方法，以改善患者的生命力並支持他恢復健康。例如，一名自然療法營養學家可能會建議量身定制的飲食方案，並可能會建議補充品或超營素；因為每個人都是獨特的，並且需要個性化的營養保健方法……為每位患者制定了量身針對性的治療計劃。

一個好的自然療法醫師可能會使用多種診斷方法，包括醫學和實驗室檢查。自然療法診斷的優點是可以識別患者體質弱點，並揭示症狀和根本原因之間的聯繫。

順勢療法醫師（Homeopath）

實踐順勢療法的醫師或專家*

自然醫學醫生（Naturopathic Physician, NP）

Physician 是西方——英、美英語國家對醫生 Medical Doctor 的別稱，特別是指內科醫生，而外科醫生的另一專稱則為「surgeon」。因自然醫學醫生不會採用外科手術的醫療手段，因而亦可專稱作 Naturopathic Physician，特別是在美國及加拿大，這個專稱非常普及。

自然醫學博士 / 醫生（Naturopathic Doctor, ND）

持有專業自然醫學醫生執業資格（一般指自然醫學的認可專業學會的評審認證或註冊），和擁有相關博士學位的自然醫學專科專家。一些國家如美國和加拿大的多個省份亦會有政府管轄的自然醫學醫生牌照制度（詳見下文）。

認識世界不同國家和地區的執業制度

執照或監管制（Licensed or Regulated / 註冊制 Registered / 評審認證制 Board Certified / 會員制 Membership / 特許制 Chartered）

執照或監管制（**Licensed or Regulated**）——美國

根據「美國自然醫學學院協會」（Association of Accredited Naturopathic Medical College）的資料，在美國的 25 個司法管轄區，包

＊　　順勢療法醫師並不一定同時具有其他自然療法的專業知識或資格。

括哥倫比亞特區，波多黎各和美屬維爾京群島都有規範自然療法醫生的法規和實施執照制度。以下各州目前均有向自然療法醫生提供執照或監管制：阿拉斯加、亞利桑那州、科羅拉多、康涅狄格區、夏威夷、愛達荷州、堪薩斯州、緬因州、馬里蘭州、馬薩諸塞州（有待更新）明尼蘇達州、蒙大拿州、新墨西哥州、北達科他州、俄勒岡州、賓夕法尼亞州、羅得島、猶他州、佛蒙特州、華盛頓、美國領土：波多黎各和維爾京群島等。

註冊制（Registered）──加拿大

在加拿大，根據「加拿大自然療法醫生協會」（Canadian Association of Naturopathic Doctors）的資料，多個加拿大的省份也是採取像美國20多個州的執照或監管制類似的註冊制（Registered）。在加拿大自然療法醫生的註冊程序是由省管轄的，現包括：不列顛哥倫比亞省、艾伯塔省、馬尼托巴省、安大略省、魁北克、紐芬蘭和拉布拉多、西北地區、新不倫瑞克、努納武特、愛德華島王子和育空地區等。

評審認證制（**Board Certified**）──美國

在美國，除了上述的執照或監管制外，亦有專業的醫學院以及自然療法專業評審組織為畢業生及從業員提供自然療法的評審認證資格。其中比較多人熟悉的有「美國自然療法醫學認證委員會」〔American Naturopathic Medical Certification Board（ANMCB）〕。ANMCB 在華盛頓特區註冊，多年提供教育和評審考證的各種自然醫學認證。組織向自然療法醫生、營養學家、草藥師和整體保健從業者以及脊醫、西醫學醫生、護士、整骨醫師、牙醫和其他接受傳統醫學教育的人士頒發認證證

書，並提供額外的培訓。還有通過我多年的溝通而於 2014 年安排引入香港的「美國程序醫學院」（American Academy of Procedural Medicine, A.A.O.P.M.），亦為認可課程的畢業生和執業者提供不同級別的專科如：自然醫學、綜合醫學和預防醫學的評審認證。美國程序醫學院在近 20 年多來，一直為世界各地醫生提供培訓和教育，同時已有超過 10 萬名醫護專業畢業於此及投身醫護服務。A.A.O.P.M. 美國程序醫學院亦如其他大學般，提供不同醫學領域及專科的培訓課程。[註2]

會員制（Membership）

在其他有自然療法醫師執業的先進醫學國家，如英國和澳大利亞（也有些美國的省份）等地也是沿用專業會員制度的，一般這些英澳的自然療法專業團體的會員級別制度可分為例如：畢業生會員（Graduate Member）、附屬會員（Associate Member）、專業會員（Professional Member）、執業會員（Practicing Member）、資深（Fellow Member）和國際會員（International Member）等等。這些專業協會包括有：

- 澳大利亞執業自然療法醫師協會（Australian Naturopathic Practitioners Association）
- 澳大利亞自然療法醫師和草本藥師醫協會（Naturopaths and Herbalists Association of Australia）
- 英國自然療法醫師註冊總理事會（The General Council and Register of Naturopaths, GCRN）
- 英國執業自然療法醫師協會（Association of Naturopathic Practitioners）

註2　在美國的一些省份是只容許持有執照的自然醫學醫生（Licensed ND）執業，有些省份亦有限制評審認證（Board Certified）的 ND 所提供的服務範圍，需參考該省的相關法例。

- 美國自然療法醫師協會（American Association of Naturopathic Physicians, AANP）

　　根據「澳大利亞執業自然療法醫師協會」在 2013 年的一項全國性的研究研顯示，澳大利亞可能有多達 10,000 名的自然療法醫師。近 10% 的澳大利亞女性諮詢自然療法，而在癌症等疾病中這一數字更上升 16%。

　　雖然自然醫學在澳洲的發展非常蓬勃，很多的醫學中心和診所亦有駐診所的自然療法醫師，但自然療法專業到目前仍未被「澳大利亞健康從業者監管局」（Australian Health Practitioner Regulation Authority, AHPRA）認可為註冊專業。目前有 16 個衛生專業受 AHPRA 的國家計劃監管，自然療法的註冊仍在策劃中。

　　至於英國的現況，自然療法如營養、天然療法、草藥、針灸和順勢療法，在英國與許多其他國家一樣，是行業自行監管（Voluntarily Regulated）的。值得一提的是，自然療法在英國的歷史比較悠久，而且一直有自行監管和提供自然療法醫師註冊的組織，協助行業的發展。上述提及到的自然療法醫師註冊總理事會（GCRN）成立於 1925 年，已經有超過 50 年的行業監管和醫師註冊的建制歷史。

特許制（Chartered）── 香港

　　我個人認為，雖然香港的合資格自然療法醫師人數不算多，但通過了很多從美、加、澳回流的前輩們幾十年來的努力，再加上這十多年間的教育拓展，我們亦建立了一種專業建制的特色，當中亦考慮到對消費者的保障。

我在這就主要介紹香港特區的「註冊綜合療法醫學會」（The Chartered Society of Integrative Medicine, CSIM）。我本身是該學會的第一位註冊「特許綜合自然療法執業醫師」，亦身兼學術評審委員會主席，所以對 CSIM 比較熟悉。

Chartered「特許」的資格、身份或勳銜是源自英國君主向英國專業機構頒發的《皇家憲章》，例如早年會計專業需要通過非常嚴格的考核和認可執業經驗才能獲取的特許會計師（Chartered Accountant）資格。此外，亦有如英國的特許科學家（Chartered Scientist）和英國及澳洲的「特許化學師」（Chartered Chemist）等。在英國，「特許」資格擁有權仍是主要只能由根據《皇家憲章》註冊的機構授予，並經樞密院批准。現時在自然療法的專業資格上，唯一能以特許註冊並取得香港法定慈善團體的專業機構就只有香港特區的「註冊綜合療法醫學會」CSIM。CSIM 設有完善的課程和執業經驗的評審認可機制，會員制度分為三個級別：專業會員、執業會員和特許執業會員。CSIM 的會員除了合資格的自然療法醫師外，亦包括有西醫學醫生的會員和國際會員。

更重要的是，通過 CSIM 的執業會員或以上的註冊，註冊醫師可獲保薦成為持有執業醫師責任保險承保的自然療法醫師。現時 CSIM 執業會員的專業醫師責任保險為綜合自然療法執業醫師（Integrative Naturopathic Medical Practitioner）的醫療保險。這是對接受醫療服務的消費者的一項信心和必須有的保障。

因此，重點是無論是上述不同國家所採用的特許制、執照或監管制、註冊制和會員制也好，這些建制和專業系統其中的首要重點和主旨就是，幫助從業者必須達到持有專業責任醫療保險「醫師承保」的水平，

從而對醫療保健服務的提供者及受眾，都提供了行內專業的醫療保障。此外，這些專業學會／公會也通過持續進修／學分、名種認證以及專科考核等，讓從業者獲得自然醫學的認可專業資格，和有系統的持續優化途徑。當然，懲罰處分的機制亦是專業學會的考慮，這也是保護消費者的另一種渠道。

中國 —— 大健康業與自然醫學

中國大陸雖然還沒有正式引進自然醫學，但也非常緊貼世界和重視國民對健康管理以及預防醫學的需求。其中最值得一提和比較貼近自然醫學的，是近年中國大力提倡的大健康業與健康管理師專業的快速發展。

自 2021 年起，健康管理師由各地方有資質、已備案通過的鑑定機構分別負責，自行組織考試和發證，政府部門不參與監製。中國健康管理師共設有三個等級，分別為：健康管理師三級（高級職業資格）、健康管理師二級（技師職業資格）和健康管理師一級（高級技師職業資格）。

從定義上來看，健康管理師從事對人群或個人健康和疾病的監測、分析、評估以及健康維護和健康促進的專業人員。是營養師、心理諮詢師、體檢醫生、預防醫學醫生、健康教育專家、醫學資訊管理人員的綜合體，並從社會、心理、生物的角度來對人體進行全面的健康保障服務。

中國大健康產業市場規模保持穩定增長，由 2015 到 2019 年間，中國大健康產業的市場規模由 5.2 萬億人民幣增至 8.1 萬億人民幣，2021年中國健康產業初步達到 10 萬億元左右的規模。並預計將繼續提升，到

2024 年達到約 13.4 萬億人民幣。從 2020 年起，中國政府每年投入支持大健康業的總額超過 2 萬億，而且還在不斷上升當中。我在中國大陸的健康業務拓展就是得到了省及市政府的「大健康」行業的鼓勵支持，將健康中心設置在創意科技園裏，在配備着一如大學的各種設施的環境下，發展健康科技，貢獻國民。

自然醫學的專業守則

認識了自然醫學和自然醫學醫生的真正定義，以及世界各地的自然醫學醫生的執業制度後，我們現在亦了解一下自然醫學的基本醫學原則，這亦是自然療法醫師的專業守則中的重要部分。

基於自然醫學的源遠流長，由醫學之父「希波克拉底」的 2500 多年前，到 18 世紀的自然醫學之父「賓尼迪‧路斯特」，再發展至今，加上因為其哲學性的深厚和實踐者都緊守着一直傳承的先哲教誨；所以自然醫學的基本原則在大部分的先進醫療國家，也大至相類近。基本醫學原則和專業守則也能達至一致性。

如前所述，世界自然療法聯盟（WNF）近年來正在開展一個研究專案，以澄清和編纂世界各地自然療法的歷史根源和自然療法的原則。雖然歷史上一直廣泛討論自然療法醫學的原則和實踐，但根據 WNF 的研究記錄，一直到 1986 年，當美國自然療法醫師協會（AANP）成立了一個由自然療法醫生帕梅拉‧斯奈德、賈里德‧澤夫等人（Pamela Snider, Jared Zeff and others）組成的委員會之前，還沒有正式的編纂過程。這些從業者花了 3 年多時間審查歷史數據和檔案，並採訪了 1,000 多人。

最後，在 1989 年，兩個北美國家自然療法協會（美國自然療法醫師協會（AANP）和加拿大自然療法醫生協會（CAND）正式編纂和接受了自然療法醫學的定義和六種自然療法原則的描述。根據 2014/2015 年全球自然療法勞動力（Workforce）調查，這些原則似乎已經得到國際認可和接受。

那讓我們先換個位置，從最貼近的香港特區再到美國、澳洲、加拿大和英國等各地依次探討，找尋具代表性的自然醫學權威或專業組織，看看各地專業組織怎樣演繹自然療法醫學的基本原則 / 守則。

香港（HKSAR）

先看看香港註冊綜合療法醫學會（The Chartered Society of Integrative Medicine）

有六個原則指導「綜合自然療法」的治療方法和模式。

1. 大自然的治癒能力〔The Healing Power of Nature（vis medicatrix naturae）〕

人體具有恢復健康的內在能力。醫生的作用是協助患者在自然、無毒的治療中去促進這一個自我修復和恢復健康的過程。

2. 不傷害〔Do No Harm primum（non nocere）〕

綜合自然醫學是安全和有效的。

3. 發現和治療原因，而不僅僅是結果〔Discover and Treat the Cause, Not Just the Effect（tollecausam）〕

治療是基於個別患者的獨特性，而不僅是基於對症狀的一般性 / 化而言。

4. 治療全人整體〔Treat the Whole Person（tolletotum）〕

醫生提供靈活的治療方案，通過考慮到個別患者的健康狀況和疾病的多種因素，來應對個人的保健需求。

5. 預防是最好的「治癒方法」（Prevention is the best "cure"）

預防疾病最好的成效就是通過教育和支援健康的生活風格來完成，我們的綜合自然醫學醫生是預防醫學的專家。他們評估患者風險因素和遺傳易感性，以防止疾病。

6. 綜合自然醫學醫生是一名老師〔Integrative Naturopathic Doctor is a teacher（Docere）〕

綜合自然醫學醫生的主要作用是對患者的授能和教育患者思考自身的健康。然後，綜合自然醫學醫生的工作是與患者建立一個健康合作和治療伙伴的關係。

The Chartered Society of Integrative Medicine:

再一起看看其他有自然療法醫生執業的世界各地。

美國（USA）

　　根據美國「自然療法醫學教育委員會」（The Council on Naturopathic Medical Education）：自然療法醫學的原理是由一套核心原則來區分，這些原則是自然療法醫學實踐的各個方面基礎和決定。

1. 首先不傷害

利用最自然，侵入性最少和毒性最小的療法。

> First Do No Harm
> Utilize the most natural, least invasive and least toxic therapies.

2. 確定和治療原因

超越癥狀，查找根本原因。

> Identify and Treat the Causes
> Look beyond symptoms to the underlying cause.

3. 大自然的治癒力量

信任身體內在的治癒自身的能力。

> The Healing Power of Nature
> Trust in the body's inherent ability to heal itself.

4. 醫生作為老師

一步步教育患者，去實現和保持健康。

> *Doctor as Teacher*
> *Educate patients in the steps to achieve and maintain health.*

5. 治療一個整體 ／ 整全治療

視人體為身體、心理和精神維度的統合整體。

> *Treat the Whole Person*
> *View the body as an integrated whole in all its physical, psychological and spiritual dimensions.*

6. 預防

注重整體健康、平衡協調和預防疾病。

> *Prevention*
> *Focus on overall health, wellness and disease prevention. – The Council on Naturopathic Medical Education*

英國（UK）

根據「英國自然療法醫師註冊總理事會」（The General Council and Register of Naturopaths, GCRN）

1 不要傷害
primum non nocere

2 自然的治療力量
vis medicatrix naturae

3 治療 ／ 處理原因
tollecausam

4 治療 ／ 處理整個人
tolletotum

5 醫生作為教師
docere

6 疾病預防和健康*促進

7 整全健康*（包括社交及生活風格）

8 自然療法理論

* Health─「健康」和 Wellness─「整全健康」是兩個不同的生命狀態對比境界。──
The General Council and Register of Naturopaths

澳洲（Australia）

根據「澳大利亞執業自然療法醫師協會」（Australian Naturopathic Practitioners Association）：

> 「自然療法是一個獨特而完整的保健系統。六項基本原則是自然療法實踐的基礎：自然的治療能力（Vis Medicatrix Naturae），首先不傷害，盡可能查找出和治療原因，而不僅是癥狀（Tolle Causum），治療整個人，教育和預防。當自然療法醫師接受你的個案、制定治療計劃並提供長期健康保健服務時，會牢記着這六項原則。」
>
> *Naturopathy is a distinct and complete system of health care. Six foundational principles underpin the practice of naturopathy: The healing power of nature (Vis Medicatrix Naturae), First do no harm, Find and treat the cause whenever possible, not only the symptoms (Tolle Causum), Treat the whole person, Education and Prevention. These six principles are kept in mind when a naturopath takes your case, develops a treatment plan and also offers maintenance for long term good health. – Australian Naturopathic Practitioners Association*

加拿大（Canada）

「加拿大自然療法醫生協會」（Canadian Association of Naturopathic Doctors），則對以下自然醫學的原則解釋得特別細緻：

1. 不傷害（Do No Harm Primum Non Nocere）

自然療法醫學遵循三個原則，以避免傷害患者：利用盡量減少有害副作用風險的方法和藥物；承認和尊重個人的癒合力過程，用最少必須要的診斷和疾病治療。盡可能避免有害的癥狀抑制；自然療法醫生選擇安全有效的補救措施和療法，以增加你的健康和減少有害的副作用。

Naturopathic medicine follows three principles to avoid harming the patient: Utilize methods and medicinal substances which minimize the risk of harmful side effects; Acknowledge and respect the individual's healing process, using the least force necessary to diagnose and treat illness. Avoid, when possible, the harmful suppression of symptoms; Naturopathic doctors choose remedies and therapies that are safe and effective, to increase your health and decrease harmful side effects.

2. 自然的治癒力量（The Healing Power of Nature（Vis Medicatrix Naturae））

> 自然療法醫生努力恢復和支援身體、心靈和精神的強大和固有的治療能力，並防止進一步疾病的發生。自然療法醫生發現並消除阻礙身體康復的障礙，促進和增強這種有序和智慧的癒合能力。
>
> *Naturopathic doctors work to restore and support the powerful and inherent healing ability of the body, mind and spirit and to prevent further disease from occurring. Naturopathic doctors identify and remove obstacles to recovery, facilitating and augmenting this ordered and intelligent healing ability.*

3. 確定和治療原因（Identify and Treat the Cause（Tolle Causam））

> 自然療法醫生的主要目標是確定和治療根本原因，而不是簡單地管理或抑制其癥狀。根本原因可能是飲食、生活方式習慣、生活事件、姿勢或環境造成的。癥狀被視為身體自然試圖癒合的表現。
>
> *The primary goal of a naturopathic doctor is to determine and treat the underlying cause rather than simply managing or suppressing their symptoms. The underlying cause may be due to diet, lifestyle habits, life events, posture or environment. Symptoms are viewed as expressions of the body's natural attempt to heal.*

4. 處理 / 治療整個人（Treat the Whole Person）

每個人都是獨一無二，需要個性化的關懷。在治療任何疾病的原因時，自然療法醫生不僅考慮到你的身體癥狀，還考慮心理、情感、遺傳、環境、社會、精神和其他因素。疾病影響整個人，而不僅僅是一個特定的器官或系統。你的營養狀況、生活方式、家譜、感受、環境壓力和身體健康都應該經過仔細評估和處理。

Each person is unique and requires individualized care. In treating the cause of any condition a naturopathic doctor takes into account not only your physical symptoms, but also mental, emotional, genetic, environmental, social, spiritual and other factors. Disease affects the entire person, not just a specific organ or system. Your nutritional status, lifestyle, family history, feelings, environmental stresses, and physical health are all carefully evaluated and addressed.

5. 醫生作為老師（Doctor as Teacher（Docere））

自然療法醫生會說明並協助你了解健康和疾病。他 / 她將提供影響你健康的因素並讓你理解，從而讓你變得更加明白如何平衡和有能力保持自己的健康。自然療法醫生也承認醫生和患者關係固有的治療價值。

Naturopathic doctors will assist you in understanding health and illness. He/she will provide with an understanding of the factors that affect your health and help you balance and become more capable of maintaining your own health. Naturopathic doctors also acknowledge the therapeutic value inherent in the doctor-patient relationship.

– Canadian Association of Naturopathic Doctors

綜合上述的各個自然療法醫生活躍的國家裏，各個專業組織對自然療法醫學原則的對比，結論也大概一如「世界自然療法聯盟」（WNF）所述，大多數國家也採取並教授的自然療法原則包括有：

1　不傷害（primum non nocere）
　　First, Do No Harm

2　自然治癒力量（（vis medicatrixnaturae）
　　Healing Power of Nature

3　治療病因（tollecausam）
　　Treat the Cause

4　全人治療（tolletotum）
　　Treat The Whole Person

5　醫生作為老師（docere）
　　Doctor as Teacher

6　疾病預防和促進健康
　　Disease Prevention and Health Promotion

7　全人健康／整全健康（包括持續優化和健康生活拓展）
　　Wellness

– World Naturopathic Federation

雖然有些內容重複，但為了能認清真正的、世界性的認可定義，和自然醫學至今的專業建制狀況，各位是值得花些時間去翻查並定時再更新相關的資料。以下我將資料歸納並整理好一個檢查表清單（Checklist），好讓各位能辨別和正確地作出有保障的自然醫學醫療選擇：

正規、合資格的自然醫學服務選擇指南

專業合資格的自然醫學服務查閱清單（必需要<u>全部</u>都符合）：

1. 醫師具備合適的專業培訓資格 * □

- □ 澳大利亞認可的自然療法專業文憑 ／ 學士 ／ 碩士
- □ 英國認可的自然療法專業文憑 ／ 學士 ／ 碩士
- □ 美國認可的自然醫學博士
- □ 加拿大認可的自然醫學博士
- □ 其他受到聯合國教科文組織認可 ／ 歐盟認可 ／ 當地國家政府認可的大學所頒發的自然醫學相關學位
- □ 相關專業組織評審認可的自然醫學課程（專業文憑 ／ 深造文憑）

2. 醫師持有認可的自然醫學 ／ 自然療法執業資格 □

- □ 當地國家或省政府的自然醫學執照（適用於受政府部門執照監管的地區）；或
- □ 當地國家或省政府的執業註冊（適用於受政府部門註冊監管的地區）；或
- □ 專業學會的執業註冊或執業資格證（適用於行業自行監管的地區）；或
- □ 專業學會的執業會員或同等的會員籍（適用於行業自行監管的地區）
  （如正式會籍 Full member）或以上的會籍（如特許會藉 Chartered member ／ 資深會籍 Fellow member）

3. 醫師持有包括在相關執業地區在內的專業醫師責任保險的承保＊□

（例如：自然醫學執業醫生的醫療責任保險 Naturopathic Medical Practitioner – Medical Malpractice Indemnity Insurance）

□ 通過自然醫學／自然療法的專業學會／公會購買的公會集體專業醫師責任保險；或

□ 合資格執業醫師私人購買的醫療責任保險

4. 醫師的服務內容及操守符合所屬的認可自然療法專業學會／公會的執業指引，可參考「世界自然療法聯盟」（**World Naturopathic Federation WNF**）的自然療法原則：□

□ 不傷害〔First, Do No Harm（primum non nocere）〕

□ 自然治癒力量〔Healing Power of Nature（vis medicatrixnaturae）〕

□ 治療病因（Treat the Cause（tollecausam））

□ 全人治療〔Treat The Whole Person（tolletotum）〕

□ 醫生作為老師〔Doctor as Teacher（docere）〕

□ 疾病預防和促進健康（Disease Prevention and Health Promotion）

□ 全人健康／整全健康（包括持續優化和健康生活拓展）（Wellness）

*備註：

  1. 以上這個查閱清單是基於我多年在不同國家的自然醫學專業的相關經驗而歸納出的建議，和為了保障消費者的指引，並沒有法定性的約束和責任。

  2. 自然療法醫師的學歷要求（Academic Requirements）近年來也一直趨向於更高水平的要求，這個清單的建議是至 2022 年為止，各位請因應行業要求的演進來更新。

  3. 在自然醫學的醫療責任保方面，醫師需要作出詳細並保守的自我審查，釐清自身在執業範圍和地區或多個地區所需承擔的醫療事故風險，計算醫療責任保險額度合適的安排。就以我自身為例，因考慮到有機會在中國、中國香港和澳洲三地執業的風險評估，我每年都會安排專業學會集體購買的綜合自然療法執業醫師醫療責任保（國際地區性，不包括美國和加拿大）外，亦會私人安排自然醫學醫生的醫療責任保（包括內地、中國香港和澳洲等國家和地區的承保），保障消費者之餘，亦讓自己更安心執業。

  衷心期望各位能擁有更多元，安全又有保障的身心靈整全醫療（Holistic Healthcare）選擇。如在本書所述，合規專業的自然醫學選擇，只會讓各位走向高水平的整全健康方向，亦不會與你本身的醫療健康專家（Healthcare Professional）如西醫學醫生等有所衝突，重要的是溝通和專業的轉介流程。

  為你的健康打氣（Empowerment）和給予真實的希望（Real Hope）才是醫者的使命。

參考文獻和資料 References：

1. Alexis Lynn. January 15, 2014. American Holistic Medical Association Strives to Create a Healthy World Through Holistic Medicine. *Natural Medicine Journal.*

2. Baer HA. 1992. The potential rejuventation of American naturopathy as a consequence of the holistic health movement Medical Anthropology, 13, pg 369-383.

3. Bishop FL, Lewith GT. 2010. Who uses CAM a narrative review of demographic characteristics and health factors associated with CAM use. Evidence-Based Complementary and Alternative Medicine. 7(1):11–28.

4. Cody George. 1985. History of Natural Medicine 1, 1-23 In *A Textbook of Natural Medicine*, 2nd Edition, JE Pizzorno and MT Murray, eds. Seattle, WA, John Bastyr College Publications.

5. Ducarme, F., Couvet, D. (2020). *What does 'nature' mean?.* Palgrave Commun 6, 14 https://doi.org/10.1057/s41599-020-0390-y

6. Global Naturopathic Regulation – November 2019.

7. Harper, Douglas. Retrieved September 23, 2006. *Nature*. Online Etymology Dictionary.

8. Harper, Douglas. Retrieved September 20, 2006. *Physical*. Online Etymology Dictionary.

9. Humber JM. 2002. The role of complementary and alternative medicine: accommodating pluralism. *Journal of the American Medical Association* ;288(13):1655–1656.

10. Jarvis WT (January 30, 2001) [copyright 1997]. Retrieved April 17, 2009. *NCAHF Fact Sheet on Naturopathy*. National Council Against Health Fraud.

11. Khalsa Sandesh Singh. 2003. *The History of the National College of Naturopathic Medicine*: 1956 to 1980 National College of Naturopathic Medicine.

12. Kirchfeld Friedhelm and Boyle Wade. 1994. Nature Doctors: Pioneers in Naturopathic Medicine NCNM Press, Portland, Oregon.

13. Liddell and Scott's Greek Lexicon Archived. March 5, 2011. At the Wayback Machine.

14. Lloyd Iva. 2009. *The History of Naturopathic Medicine*, a Canadian perspective McArthur & Company, Toronto.

15. Retrieved September 16, 2015. *What is Naturopathy?*. College of Naturopathic Medicine website. East Grinstead, England.

16. https://aanmc.org/naturopathic-medicine/

17. https://anpa.asn.au/what-is-naturopathy/

18. https://case.ntu.edu.tw/blog/?p=19659

19. http://www.aronah.org/about-aronah/

20. https://www.cand.ca/guiding-principles/

21. https://www.cand.ca/history-of-naturopathic-medicine/

22. https://cnme.org/naturopathic-medicine-an-overview/#principles

23. https://www.ecolenaturopathie.fr/naturopathy/?lang=en

24. https://www.gcrn.org.uk/naturopathic-principles/

25. https://www.naturalmedicinejournal.com/journal/american-holistic-medical-association-strives-create-healthy-world-through-holistic

26. https://www.naturopathy-uk.com/news/blog/2007/11/28/history-of-naturopathy

27. https://www.oanp.org/page/history

28. http://www.the-bna.co.uk/natura

29. http://worldnaturopathicfederation.org/about-naturopathy/#principle

30. http://www.shdxk.com/bmzn/6084.html

31. http://www.jiankangshikaoshi.com/list/8.html

32. http://www.shdxk.com/rdwt/5499.htm

33. http://www.ihe-china.com/cn/IndustryNews/2021/12.06.html

34. http://news.iqilu.com/china/gedi/2022/0511/5130309.shtml

第六章

生活自然醫學小錦囊

尋找為民解困治病的良醫

很感謝讀者們能用心看到最後這章,我們由西方醫學的思想源頭——古希臘的神話學(Mythology),到醫學之父、自然醫學之父,再到近代的名醫、著名學者和教授……這艘穿越古今、東西方,以及時間線的學問大船乘風破浪,破的是偏見、傲慢、無知和迷信的反文明巨浪,乘的是先哲留下來的智慧和文獻的風勢。而駕駛這艘「學問探索號」的我,這個船長(Captain Naturopathic)唯一支持着自身的,能從第一章起點開到這章終點的,就只有一份使命感。我和大多數人一樣,仍然要為五斗米折腰,要為生意而煩惱,每天只能深夜寫作到天亮。但比起書中提及的先哲,人類歷史上眾多為民解困治病的良醫、真正學問淵博又有「父母心」的真醫者,這些小小的努力又算得上是甚麼呢?

給醫生讀者的分享

醫者,一如「老師」這兩個字,不是隨便每一個人都能肩負得起的。在佛學中的八萬四千法藏裏,當中的經中之王「妙法蓮華經」中就時常出現如:「良醫病子之譬(法華七譬之一)」、「能治難治所以稱妙」之妙句,和多個關鍵時刻由「藥王菩薩」來代表菩薩們向佛陀問教的情境。醫師,總是與生死一大事和生命的哲學連結着。而多個研究宗教和佛學的學者,也指出佛陀正是一名「溝通」和運用「語言」的高手和教育大師。這個旅程我沒有刻意回望過乘客的多寡,因為任何的改革都是由「一個人」在「當下」做起。

因此在這篇小錦囊裏，我想先給醫生讀者分享以下兩個錦囊：

1. 往身、心、靈的整全方向將知識深化下去

往身、心、靈的整全方向將知識深化下去，這不會與專科主義的專注有衝突。相反，整全的方向能時常警惕我們，處理中的個案並不是一個機械人，而是一個獨特的生命體（An intrinsic being–a life-form that is intrinsically valuable or a life-form with Intrinsic dignity）；而自身亦不是一個只擁有專科知識的技師，是一位醫者。曾經有位學霸專科醫生和我說：「我是一個生物學科的醫生（Biological Doctor），這些聽上去很吸引的哲學只會讓初哥（粵語即新手／小白之意）感動下算吧！」之後我在澳洲和前文提及的好友資深名醫（毒理學、綜合醫學等集多個專科於一身）蕭醫生分享這則趣事時，腦速如外星人般的他立即幽默地回應：「If she can separate her mind and body in front of me right now, I would agree that she is merely a biological doctor! Ha ha ha...」（意為：如果她能現在立即在我面前將身體和心神意識分開來，我都會同意她真的只是個生物學的醫生！哈哈哈……）[註1]

相反的，近代的科學已支持，人類物理身體與思想的不可分隔的密切關係，甚至證實由我們怎樣思想開始的一刻，物理身體的一切物質分子就隨之而開始被影響和「改編」（各位可以參考在這領域的國際知名專家，生物學家「布魯斯·利普頓」Dr. Bruce H. Lipton 的著作）。所以，醫者同業們，與甚麼爭也不可與潮流爭、與真理爭！走向身心靈的整全（Holistic），近十多年來，在國際上最多醫生喜愛的議題之一，二也是身心合一的醫學（Body-and-Mind Medicine）和健康生活風醫學（Lifestyle Medicine），要與時並進。

註1　臨床生物學家（Clinical biologist）亦真的是有包括醫生在內的定義，一般亦指 doctor of biological medicine 使用分析來了解症狀的多種原因，並根據個人（訂制）而不是診斷來定制治療的專科，與上文表達的「只是個處理生物層面的醫生」的趣事不太關連。

2. 提升、提升再提升人際傳意技巧

　　一位醫者的溝通技巧太重要了，這和做老師的一樣重要。直接點說，靠恐嚇的年代過了，靠霸權的腳也站不穩了！走出世界，看清大趨勢。人際傳意技巧和形象提升了，醫生的魅力也展現了！

給消費者讀者的健康貼士

　　接着，就是給消費者的讀者們的健康小錦囊。因「綜合自然醫學」所涉及的範圍太廣，我在此就比較集中在我最醉心研究的兩個專科——預防醫學和逆齡抗衰的長壽保青春（Aging reversal and longevity）的範圍。

　　以下是根據在第四章中提及的紐約時報最暢銷書《抗癌：一種新的生活之道》的作者——大衛・塞爾萬・薛伯醫生／博士／教授（Prof. Dr. David Servan-Schreiber, MD, PhD.）在他的一次演講「預防和治療癌症的天然防禦」（Natural Defenses in Preventing and Treating Cancer）中引用的多年研究心得。

專題：癌症＝失去平衡（Cancer = Loss of Equilibrium）

癌症助長者／促進者	癌症抑制劑
抽煙和喝酒	抗癌植物生化素
糖／白麵粉	奧米加 -3 脂肪酸
化學污染	排毒植物生化素
久坐不動的生活方式	體力活動
無力感	社會支持／壓力管理
缺乏陽光	陽光／維生素 D

奧米加 -3 脂肪酸

奧米加 -3 脂肪酸是多元不飽和脂肪酸（PUFA）的一種。奧米加 -3 脂肪酸的主要成分為二十碳五烯酸（EPA）、α - 亞麻酸（ALA）和二十二碳六烯酸（DHA）。可以魚油、植物油或磷蝦油的形式口服。魚肝油除了有豐富的奧米加 -3 脂肪酸，通常還含有維他命 A 和維他命 D。一般營養師建議的劑量是 200-400mg 的 EPA + DHA，但自然醫學醫生會考慮的角度很多，不能一概而論。有服用抗血小板物或抗凝血化學藥物（Drugs）的人士要和自己醫師商量劑量，一般以草本或順勢療法為主的療程則沒有大礙。

奧米加 -6 脂肪酸

相信會有專家讀者疑問為何癌症助長者那邊沒有寫上教授原文的奧米加 -6？其實奧米加 -6 脂肪酸在人體中主要的作用是保護細胞結構、調節代謝機能及免疫反應，並能促進凝血作用，是很重要的營養素。但若攝取過量，也會導致人體發炎，使得內分泌和免疫系統有機會出現問題。炎症是造成或助長癌症的主因之一，所以才會令一些醫生以過高的 Omega-6 指數來評估癌風險。美國的統計資料顯示，部分人的 Omega-6 攝取量是 Omega-3 的 20 倍，難怪會失衡出事。Omega-6 有與促發炎反應的關係，需要與抗炎抗癌的 Omega-3 協力相輔，才能使身體的發炎機制收放得宜，一般來說，就算是 Omega-3 的 2 倍也安全。

陽光正能量

愛美的人請不要再相信「陽光害人說」，請立即愛上陽光正能量，我日後再出書時會詳談這個。

學習薛伯醫生的精神，我繼續為大家介紹一些抗癌的超級食物（Superfoods）

抗癌（有益預防 / 減低風險）	成份 / 功效
蘋果	含有多酚，具有抗癌、抗炎和抗腫瘤特性。
醬果，草莓類（藍莓、蔓越莓、草莓和黑莓）。	富含維生素、礦物質和膳食纖維、抗炎。
十字花科蔬菜，如西蘭花、椰菜花和羽衣甘藍、高麗菜（椰菜）。	含有有益的營養素，包括維生素 C、維生素 K 和錳。
胡蘿蔔	含有多種必需營養素，包括維生素 K、維生素 A 和抗氧化劑。
多脂魚，包括鮭魚（三文魚）、鯖魚和鳳尾魚。	富含必需營養素，如維生素 B、鉀和 omega-3 脂肪酸。
核桃	含花梗 / 長梗馬兜鈴（Pedunculagin）的物質，身體會將其代謝成尿石素。尿石素是與雌激素受體結合的化合物，在預防乳腺癌方面發揮作用。
豆類，如大豆、豌豆和小扁豆。	纖維含量高，或有助降低癌風險。
維生素 A、C 和 E	以其抗癌特性而著稱。

除了上述外，也建議各位參考哈佛醫學院在哈佛健康出版裏也額外提及的 Superfoods（不一定純是為了抗癌）。

食物	成份 ／ 功效
綠葉蔬菜	深色綠葉蔬菜是維生素 A、維生素 C 和鈣以及幾種植物化學物質（植物製造的對健康有積極影響的化學物質）的良好來源。
橄欖油	橄欖油是維生素 E、多酚和單不飽和脂肪酸的良好來源，所有這些都有助於降低患心臟病的風險。
全穀類，含有麩皮、胚芽、和胚乳的完整穀粒（要留意是否可信賴的來源和認清食物標籤）	全穀物是可溶性和不溶性纖維的良好來源，還含有多種 B 族維生素、礦物質和植物營養。
酸奶（選擇不添加白砂糖或過多糖分的）	酸奶是鈣和蛋白質的良好來源，還含有益生菌的活菌。
番茄（建議生食）	含維生素 C 和茄紅素，已被證明可以降低患前列腺癌的風險。

還有下述的一項開心又完全免費的抗癌和保健療法，只要往下看下去。

小蘇打粉可有效清洗蔬菜水果

若各位並沒有購買有效的清洗蔬菜水果神器，也只需加些小蘇打粉，然後浸洗，一樣管用。各位亦可考慮採用椰子油，好處多多，可參考袁維康醫生所著的《營養謬誤》。

抗衰老秘訣 —— 逆轉／延緩端粒破損

有關在第四章提過，關於衰老的主因之一的端粒破損，和在第三章介紹給各位的世界公認的端粒生物學（Telomere Biology）權威——美國國家發明家獎得獎者——比爾安德魯斯博士（Dr. Bill Andrews）的專利端粒治療參考資料。安德魯斯博士擁有 30 多年來研究地球各種物質達40 多萬例的珍貴資料，以下是博士在我們生活風格和營養素上，應對如何減輕和延緩端粒破損的建議：

- 運動：安德魯斯博士更特別提及到「太極」
- 抗氧化劑
- 奧米加 -3 脂肪酸
- 維生素 D_3
- 不抽煙
- 避免肥胖
- 減低壓力
- 減低抑鬱和沮喪
- 減低悲觀
- 正面的自我形象

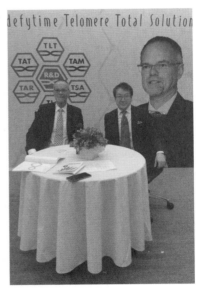

Dr. Avax Chan（右）和 Dr. Bill Andrews 合照於 2018 年。

作為安德魯斯博士中國香港特區的指定科研和培訓合作醫生，以下是我的一些補充，希望能讓各位更易掌握生活上的應用。

抗氧化劑和營養素

含抗氧化益處的天然食物包括：藍莓、胡蘿蔔（紅蘿蔔）、聖女番茄、番薯葉、南瓜、芥藍（芥蘭）、菠菜、紅鳳菜、芭樂（番石榴）、葵花籽，也可考慮黑巧克力（純度要高，75% 以上最好）。安德魯斯博士的配方中，針對上述常應用的天然來源營養素則包括：澳洲堅果油、核桃油、蝦青素、桃柘酚（萃取自紐西蘭羅漢松，一種壽命可達千年的樹種），具有非常好的抗氧化益處。

正面的自我形象

自我形象的建立是另外一門我研究了 20 多年的學問，當中包括起碼八個互維關連的多層次學問，由外維的形象設計，到人際傳意技巧，再到自我形象心理學，最終也會是與醫學連結上。希望有機會在不久的將來，我再重整一下資料，出版這方面的著作。

現在各位可先參考我和國際的形象學大師 Dr. Joyce M. Knudsen（嘉露晨博士）合著的 *From Head to Soul, ® International: A Complete Guide to Personal Style and Inner Self-Development*，Amazon 的五星著作（寫這書的時候我英文名字還是 Desmond）。但若現在你要求我為你給「一個」快速建立良好、正面自我形象的小錦囊，我也可即時回應你，記着現在就做，即時實踐並天天做——「笑」！

大笑、淺笑、微笑也可！也無須要一定在人前笑，在家裏、在睡夢

中，在自我的宇宙裏笑個夠也可。笑，專業的來説，有 72 種，大部分都是好的、有益身心的。單是社交和商務禮儀的笑容就有 6 種，可以是我一天的培訓內容了。別忘記了，社交健康已是公認的健康要素之一，健康生活風格的一環。一個懂笑容藝術美學的護士或醫生高手，自身已是一個治醫良方，讓病人放鬆並萌生希望。而患病者也快來聽下這完全免費的——笑療法：日本腫瘤專家「伊丹仁朗」醫師 20 多年前已經為「笑療法——笑能抗癌」著書立説，醫師曾經進行一項實驗，帶領 19 位罹癌患者拜訪關西的知名喜劇劇場，並招待病友欣賞相聲、喜劇等表演，使他們心情愉悅、捧腹大笑；3 小時後再檢測患者們血液中的自然殺手細胞，人體免疫細胞之一（Natural Killer Cell）NK 細胞的活性，結果令人大呼驚奇！19 位癌症患者中，有 13 位（68%）的 NK 細胞活性增加了，其中一位病患者的數據甚至激增 6 倍！日本知名醫療、健康評論家「船瀨俊介」亦指出，笑可以放鬆心情、紓解恐懼和緊張。「笑」的動作能帶動身體進行腹式呼吸，進而促進血液循環。研究顯示，觀看爆笑影片 30 分鐘，可以獲得和仰臥起坐 12 下相同的運動效果。伊丹仁朗醫師也證實，對着鏡子假笑，也能產生和大笑同樣的效果。

當周圍有人發笑或傳來笑聲時，大腦中的鏡像神經元也會產生反射反應，讓我們與對方擁有相同感受，這就是笑容聲波的傳遞作用。此外，大笑的時候還能降低心跳、讓人感到放鬆，壓力荷爾蒙也會比不笑的人降低三成。筑波大學榮譽教授「村上和雄」也曾經進行關於笑療法的實驗，發現光只是笑，就能抑制四成的血糖值上升，另一項補充測試更確認笑能夠讓血糖值降低 36.5%。因此，笑也能預防糖尿病引起的各種併發症。假若各位看得嘖嘖稱奇而興奮的話，就保持發現精神，別理會有些死要裝權威者的嗤之以鼻。

事實上，笑（Laughter）提升 NK 細胞的活性已被西方多個國立級的研究及文獻肯定。唯一的保留是一些「死硬派」的學者主張這些科研的參與者樣本以男性居多；各位女士，笑多些給他們研究下啦，救救和軟化一下他們，同時也令世界美好些，健康些！

減低壓力、減低抑鬱和沮喪，和減低悲觀

歷史悠久能媲美我們博大精深的中醫學的古印度醫學，發展到近代，就有一位印度的家庭醫學（Family Medicine）醫生 Dr. Madan Kataria 創立了「大笑瑜伽」（Laughter Yoga；Hasyayoga），又稱為「愛笑瑜伽」。當中結合了笑的活動、瑜伽的傳統呼吸，以及拍打穴位按摩等技巧。

根據愛笑瑜伽的官方網站，全世界至今已有 110 多個國家在實踐笑瑜伽，亦成立了 5,000 多個愛笑瑜伽俱樂部，大型活動參加者有時多達萬人，還有各地的認證培訓。Dr Madan Kataria 於 2002 年出版的《笑不需要理由》*Laugh For No Reason* 一書正好表達了這學問的精粹。笑是免費和不需要理由的。氣功學裏也有此功，而且每一種笑法和笑聲也有不同的療效，練者亦有很多時會在發功中自動笑或大笑。世上很多寶貴的珍品和良方，其實都是免費的。

講多一個活生生的案例給各位聽，一個跟隨我學氣功 1 年多，非常關注健康的女士，和我分享了她為甚麼會相信自然醫學和要托一位學員找我練功；因為她曾一度患上大病，尋醫無效，後來立定決心到武當山住了 3 個月並練功，她說在那裏呼吸到的空氣，感覺每一口也是甜的（說時開心的樣子仍然留在我腦海中）。後來她感到健康恢復了便下山，化驗的結果也真的是完全康復了，但礙於工作已不允許她再放長假，就立心接受草本療程加隨着我練功，練的亦很用心很不錯。

太極和靜觀

　　至於安德魯斯博士提及到的太極，我也有一點小建議。我習氣功已20年多，曾在澳洲生活時隨一位師傅學習過楊式太極拳。在一般情況下，我建議女士（無論年紀少或長）可以考慮習楊式太極。楊式太極是一種有「靜」的哲學的太極拳，「靜中觸動動猶靜」。「靜」是楊氏太極拳的基礎屬性。因此，楊式太極中的「靜」對女性有很恰當的影響，楊氏不單是一種簡單的物理身體運動，還具有修心的元素。這種動靜開合，以靜御動的運動能使女性的「內秀」得以提高。從本質上深刻地改變女性的魅力。

　　而楊式太極拳的全身性運動，能調養血氣，暢通經脈，它不激烈，不使人透支，合乎生命運動規律，不損害人的身體，使女性在運動中，得到一種身體的保養。男性而言，則必須要找個大師傅，看清筋骨、體質、脾性等才確定，是一個整全的診斷，多聽多拜訪幾位真才實學的專家更好。若要求快，又想我給你一個快速簡易小錦囊，男女也合適的，也真有一個給你──「Meditation」，靜坐或冥想或靜功，甚至是禪定和入三昧也可。它是一個調伏身心、喚醒高我及連結宇宙能量的一種超越時空的狀態或境界。好處不能盡錄。

　　我們很容易調研到一些專家證實了的冥想好處包括：減壓減憂改善情緒疾病、改善焦慮症狀、增強自我意識、克服孤獨感、改善失智搶救記憶力、加深自我意識、更正面更有自信、改善血壓、增強注意力和幫助戒煙戒酒的成癮等等。

　　據統計已超過 3,000 份的研究報告證實過冥想的類似上述及更多的好處。但絕不止於此。塔爾·班夏哈（Tal Ben-Shahar）哈佛的博士學者，在哈佛大學開設的「正向心理學」（Positive Psychology，內地一般

譯為「積極心理學」）課，名列哈佛史上最受歡迎的課程，選修人數超過1,400 人。這堂人生的「幸福學」，在網絡上造成轟動，全球網友瘋狂下載。《哈佛幸福課》中，塔爾博士提到：冥想是幸福的處方良藥。每週 6-7 次 10 分鐘的冥想練習，能讓人的大腦得到靜謐休息，更容易感染到積極情緒，使我們身心受益，冥想是一種有助於緩解心理壓力的身心保健方案。班夏哈博士教授學員冥想練習——呼吸與身體掃描，這也是我愛分享的主題之一。

近年流行一段佛學故事説：有人曾問佛陀，「你冥想了這麼多年，它到底給你帶來些甚麼？」佛陀答道，「甚麼都沒帶來。反而，冥想讓我失去了很多，如憤怒、沮喪、不安全感、對年老的擔憂，以及對死亡的恐懼。」我們無法回到幾千年前證實這段對話，但我相信是真的，佛陀所能做到的也當然不止於此。相信世尊的回應只是因材施教而已。現在坊間已經有不少的冥想課程，也有些很有系統的教導，方法包括：聆聽法、引導法和呼吸法等。

而我教授的則是，結合氣功的丹田互動、呼吸動作和觀想引導的安全方法，希望有天有緣能和各位分享。建議各位每天怎樣忙也冥想大概10 至 20 分鐘，你得回來的將會是幾小時甚至 10 倍多的效率。不相信？據目前美國的統計，200 位世界級領軍人物中，超過 80% 都有每天做冥想練習的習慣，你能比他們更忙和比他們更需要時間嗎？

有次我在講座中提到多個比較前端的領航抗衰逆齡的新科技，包括：瑞士及德國的生物分子醫學、端粒生物學和日本的從乳齒間充質幹細胞提取的上清液外泌體等，多面談及再生醫生逆齡技術。有學員聽後發問：「那麼多的學問，又多又貴又聽得人開心入神，可否建議一個最好的，你自己也用過最好的！」我想都不用想，立即回應：「那個是免費的，只要你願意練習，「Meditation」正是最好、最高雅的抗衰老

良方。」但是，一定要練到一定的功力。我從 2020 年起，已將所有的「Meditation」和氣功班，轉為免費的。

領悟到為何最好的東西都是免費的？

原因很簡單，最珍貴的東西需要的是——尊重、珍惜、時間、領悟和專注（Devoted），這些全部都比金錢昂貴，也是金錢買不起的。最可怕的是無人輸得起的。健康為幾錢一年？一日？假如有天你要問的已經是：「不痛 1 小時多少錢？」怎辦？

在這一章的自然醫學健康小錦囊裏，大家可能覺得看到些「一般來說」和「大概」等好像不夠精準的建議，有些又沒有建議的劑量呢？對，這裏所說的「一般來說」和「大概」指的是，在「中性點」（Neutral Point）（第四章特拉維斯醫生的「疾病 - 健康連續體」）來說。但快走出中性點，向右走，找個專業的自然醫學醫生（ND）或整全導向的西醫生（Holistic Doctor），進入「教育」這一步，大師級的不是這樣機械式開劑量，這裏談的不是化學藥物（Drugs），醫師自有配合你身心靈整全評估的個人量身訂製建議，亦會引導你一起朝向着「高水平的整全健康」（High-Level Wellness）的目標進發。

祝你和醫師一起成為好拍檔，並如計劃達成整全健康的目標，那時候，擁有着最昂貴的財富資產——健康、Fitness（強壯的體適能）和魅力，就可全力追尋更高尚的「心之財」。到那時，人生才真正開始了。

「醫學是所有藝術中最高尚的……」

醫學之父——希波克拉底

參考文獻和資料 References：

1. Bains, G. S., Berk, L. S., Lohman, E., Daher, N., Petrofsky, J., Schwab, E., & Deshpande, P. (2015). Humors Effect on Short-term Memory in Healthy and Diabetic Older Adults. *Alternative therapies in health and medicine,* 21(3), 16–25.

2. Bennett, M. P., Zeller, J. M., Rosenberg, L., & McCann, J. (2003). The effect of mirthful laughter on stress and natural killer cell activity. *Alternative therapies in health and medicine,* 9(2), 38–45.

3. Berk, L. S., Felten, D. L., Tan, S. A., Bittman, B. B., & Westengard, J. (2001). Modulation of neuroimmune parameters during the eustress of humor-associated mirthful laughter. *Alternative therapies in health and medicine*, 7(2), 62–76.

4. Bill Andrews Ph.D., Jon Cornell. Nov. 2017. Telomere Lengthening: Curing All Disease Including Aging and Cancer. *Sierra Sciences*, LLC ISBN-13: 978-0692890370.

5. Bill Andrews Ph.D. (Author), Jon Cornell (Author), Brendan Parker (Editor). Nov. 2014. Bill Andrews on Telomere Basics: Curing Aging. *Sierra Sciences* LLC; 2nd 978-0615949987.

6. Birklbauer, Walter. 2011. *Why Laughter Yoga or The Guitar Method: A Neurologic View.* ISBN 3-8423-6907-7.

7. Christie, W., & Moore, C. (2005). The impact of humor on patients with cancer. *Clinical journal of oncology nursing*, 9(2), 211-218. https://doi.org/10.1188/05. CJON.211-218.

8. Gendry, Sebastian. 2014-05-17. Laughter Therapy History: Who, What, When. Laughter Online University. [2019-10-12].

9. Kanigel, Rachele. 2019. How Laughter Yoga Heals, Plus 6 Fun Exercises to Try.

Yoga Journal. [2019-04-21].

10. Kataria, Madan. 2002. Laugh For No Reason 2. Mumbai, India: Madhuri International. ISBN 978-81-87529-01-9.

11. Laughter Yoga: Relaxing, If a Bit Kooky. NPR.org. [2019-04-21].

12. The best cancer-fighting foods

13. Written by Jamie Eske, Medically reviewed by Katherine Marengo LDN, R.D., Nutrition. January 15, 2019. *Medical News Today*.

14. 2019 年 12 月 5 日。《冥想，是一場靈魂的修行》。王釬伊幸福伊人研習社。

15. 2021 年 3 月 1 日。〔附小‧教育〕《哈佛大學「幸福教授」：成功不會給孩子一輩子的快樂》〈做最好的自己〉。廣州大學附屬小學。

16. 黎智傑博士藥劑師。〈用途：減低心血管疾病風險，甘油三酯偏高〉。*Omega-3 Fatty Acids (Supplement)* 核對 醫療專家顧問委員會成員。Healthy Matters.

17. 林昕潔 整理編輯 2016-05-05. 癌細胞殺手活性增 6 倍！每天做 1 件事就能抗癌降血糖‧早安健康—資料來源：《空腹奇蹟》／ 船瀨俊介（日本知名醫療、健康評論家）／ 商周出版。資料來源：《一看就懂的活力腸道飲食法》藤田紘一郎（日本腸道權威）。采實文化。

18. 伊丹仁朗。2001 年，《笑可抗癌提高免疫力！》。出版者：智慧大學出版公司。ISBN 9577549861, 9789577549860.

19. https://laughteryoga.org/

附錄

個案分享

醫案選錄一

個案　　　　　：兒童意外爆炸燒燙傷
日期　　　　　：2020 年 11 月 19 日
性別　　　　　：男
年齡　　　　　：6 歲
姓名　　　　　：黎小朋友[註一]
傷口涉及範圍　：整個臉部、嘴唇、耳朵（主要左耳）。
身體　　　　　：左胸。四肢：左手、手掌、手指、手背較嚴重。

意外爆炸令身體多處燙傷

　　黎小朋友於 2020 年 11 月 19 日，在學校的模擬科學實驗中，發生意外爆炸，導致臉部、嘴唇、耳朵、左胸、左手掌及手指燒燙傷。

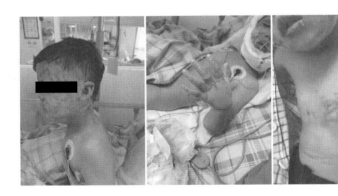

綠色與和平的自然醫學

註一　雖然意外受傷者母親願意公開患者資料以作教育用途，但基於本書的覆蓋率廣以及
　　　患者年齡尚小，因此也作出了些保留和遮蓋。

學校設備屬於比較完善，能及時將小孩安排到有專業醫護的醫療中心進行燒燙傷的醫學治理程序。治療過程開始階段，母親因不忍兒子治療過程中的疼痛，以及擔心皮膚感染和因傷而導致疤痕的考慮，通過她的輕斷食治療管理師的轉介，聯絡到我的診所。

　　基於個案的緊急性，我們中心快速地安排了與孩子母親的視頻諮詢，以及應對方醫療中心的要求，也安排中心所屬的專業護士一起參與線上的諮詢過程。在第四章中，提到我執業所應用的自然醫學院的建議：授能模式（Empowerment Model）。因此，通過與協助醫生治理的護士和母親對意外經過的詳述，了解到正在進行的醫療程序、病人對治療的反應及最新現況（再配合照片及視頻）後，根據資料的評估（Assessment），我就作出了如下的建議：在現有主診醫生施行的燒燙傷醫學治療程序上，再加上再生醫學的療程，目的在於加快病人傷口修復的速度，盡快減低燒燙傷所引發的炎症和疼痛，保護傷口避免受感染和提供皮膚再生及康復所需的生長因子，然後就是一連串的跟進（Fellow up）細節流程。

　　我建議的療程或輔助治療的流程，所面對的問題是：

- 採用適合於這個案的再生醫學，是瑞士配方及瑞士生產的最優質羊胎盤素外用精華液（以輕噴劑方法敷在傷口上），再配合羊胎盤素的適當口服劑量。主診醫生和主理的護士也沒有接觸過再生醫學的羊胎盤素療法。因此，流程其中一環就是要將瑞士及德國的再生醫學，以及羊胎盤素的療效、原理、配方及安全性，還有一切相關的醫學循證和產品認證資料，盡快並有效率地與對方的醫療團隊溝通。

- 由於採用的是瑞士配方及瑞士生產的最優質產品，它們就算由瑞士或其亞洲的總部以特快的運輸方法來到中國，最快也需時一個星期多，所以必須要同時管理好與主診醫生方面的溝通和療程配方的一切相關的物流安排細節。

　　當然，最後我們成功配合孩子常規的專業燒燙傷科治療程序，再加上再生醫學的羊胎盤素療法，孩子的康復過程非常順利，復原迅速，期間亦沒有任何感染和併發症。而我最高興看到的卻是，小孩康復後的皮膚並沒有傷疤，皮膚細嫩度一如沒有發生過燒傷意外。

由治療到康復

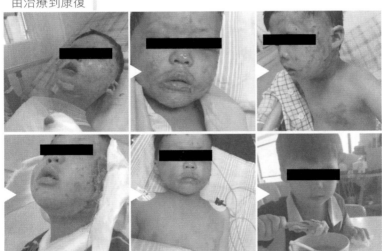

有關羊胎盤素的治療與應用

近代西方醫學在胎盤的治療應用上，可追溯到 1930 年代——當時蘇聯的外科醫生弗拉基米爾·菲拉托夫教授注意到孕婦在懷孕的第三個月和分娩後的 6 個月內非常健康，並首次開創了「胎盤療法」這一術語的研究。胎盤療法涉及注射胎盤提取物或胎盤素口服補充劑，主要在瑞士、德國、奧地利、意大利，前蘇聯 / 俄羅斯和世界其他地區也有開展和實踐該療法。

胎盤素由多種治療物質組成，包括：干擾素（刺激免疫系統預防感染）、前列腺素（抗炎）、血紅蛋白（補充缺鐵和貧血）、尿激酶（止血，促進傷口癒合）、γ 球蛋白（免疫增強劑，有助於防止感染），以及超過 128 種豐富的生長因子和生物活性細胞因子，其他可以使細胞、組織和器官恢復活力的濃縮營養素。

Jean M. DiPirro Ph.D 博士、教授和 Mark B. Kristal 教授兩位專家在行為神經科學項目（布法羅大學心理學系、布法羅、紐約州、美國）表明胎盤素可以緩解疼痛：「攝入胎盤或羊水會顯著增強大鼠中樞介導的阿片類藥物鎮痛作用（減輕疼痛）。」綜述，胎盤素對於損傷和組織損傷的治療效果可總結為：刺激細胞、組織和器官的再生、加速傷口癒合和加速術後的恢復。基於龐大的臨床參考數據和我多年的執業經驗，非常安全可靠而全無任何入侵性，這亦是我盡力和對方醫療團隊溝通的重點。

我在本書中分享這個案例的主要原因是，想通過實踐的案例來回應書中的幾個重點：綜合自然醫學（個案中應用的再生醫學完全符合自然醫學的原則和實踐，所以也可以應用在綜合自然醫學裏），並沒有與西醫學打對台，亦可以互補性地增值合作。以這個案為例，小孩在發生意外時

獲得專業的急救護理，適當的抗生素應用，能避免感染和有機會發生的併發症。及至後來再配上瑞士及德國的再生醫學（羊胎盤素），一整個療程就變得非常順利、完整以及整全性。

在第一章裏，我提及到醫生的人際傳意技巧（即簡單來說的溝通技巧）是行醫必要的專業技能或才華指標之一，在此案例中突顯重要。在第二章，我所提及並有舉例的：不同專業或專科背景的醫師或治療師，在很多醫療先進的國家也和諧地合作，提供整全的健康醫療服務（Holistic Healthcare）給大眾，也在此案例中見證。而且，這個是發生在中國內地的中國西醫生與香港的自然醫學醫生的合作。

再者，這案例亦回應了在第四章我提及的，理想的康復定義：「症狀消失了、原因移除了，以及比起患病前更健康和更美麗」。

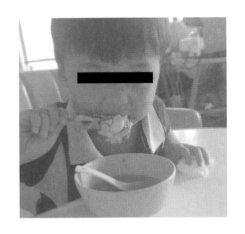

在這個案例中，因涉及到小孩和意外燒燙傷的緊急性，我在給予建議的初期亦虛心求教，請教我的再生醫學教授我建議的合適劑量等事宜。所以，最後值得一提的是——醫學之父「希波克拉底」誓言（近代版本）中的一節：「我不會因為說『我不知道』而感到羞恥，我亦不會在因應患者的康復而需要召集擁有其他所需技能的同袍的幫助而失誤。」

醫學的完整和整全醫療的合作，絕對需要同業一起緊守這個承諾和精神。

真實的希望（Real Hope）和阿格萊亞（Aglaea）的實踐

　　我現在分享一個美麗的個案。在重要的第三章裏，我很雀躍地與各位分享了古希臘眾位代表着一個完美、完整的醫學思想的不同側面，亦似是不同專科部門的神祇家族，其中一位最高雅的就是**阿格萊亞**女神，一位「醫美女神」，代表「優雅」與「美麗」的擬人化（Grace and Beauty）。阿格萊亞醫神——象徵美麗、雍容璀璨、榮耀，壯麗和裝飾（即形象）的女神（The goddess of beauty, splendor, glory, magnificence, and adornment）

成功愛美女士背後的苦惱 —— 蕁麻疹

　　蕁麻疹，又稱風疹塊（Hives、Urticaria）。據統計，超過 20% 的人受蕁麻疹這皮膚問題的困擾，甚至有醫院統計指出超過 1/3 的人口曾經有過蕁麻疹發作的經驗，其中又以女性發作的比例較多。蕁麻疹是一種過敏反應，但時有發作在身體和四肢患處的情形跟異位性皮膚炎（像濕疹）又會相類似，讓人感到混淆。

　　病徵通常為皮膚表面會出現摸起來硬硬的、略帶紅色的、發癢的隆起的斑塊。患處範圍經常是通過抓癢，如指甲，擴大到沒有發作的地方，在搔抓處產生另外一個類似的斑塊，但這些快速隆起、甚至嚴重的斑塊可能又在幾小時內自動消失。這種來去無蹤、一陣一陣的徵狀特性，就讓人給蕁麻疹另一俗稱——「風疹」。

蕁麻疹的特點

- 跟皮膚表皮內的肥大細胞（Mast Cell）和嗜鹼性粒細胞（Basophils，這是白血球的一種，起源於骨髓造血多能幹細胞，在骨髓內分化成熟後進入血流）的反應有關。
- 肥大細胞和嗜鹼性粒細胞會釋放出多種物質，促進發炎反應，其中的組織胺（Histamine）就是讓皮膚發癢的主因之一，而其他幾種血管舒張物質則會導致局部的腫脹。
- 當肥大細胞在比較深的真皮層或皮下組織活化的時候，就可能造成血管性水腫（Angioedema），例如在眼皮上下，讓患者看起來好像得了「雙魚眼」。

　　急性的蕁麻疹通常都會來匆匆去匆匆，好了之後就像從頭到尾沒發生過一樣。而慢性蕁麻疹患者的症狀可以反覆發作超過 6 個星期以上。傳統的醫學雖然會根據臨床的統計列出多個例如：皮膚的刺激、溫度、劇烈運動、流汗、壓力、情緒、荷爾蒙變化、食物、昆蟲叮咬等的致病因，但他們認為超過 50% 的急性蕁麻疹是找不到原因的，許多蕁麻疹患者的最後診斷也是——「找不到原因的」。

　　不幸地，在第二個案例中的黃小姐，正是慢性的、反覆發作超過 6 個星期以上（是超過十多年），和被診斷為「找不到原因的」。

　　幸與不幸，很多時候，是自己一起參與編寫的。

醫案選錄二

個案　　　　　：愛美女士背後的苦惱──蕁麻疹
日期　　　　　：2018 年 – 2019 年
性別　　　　　：女
年齡　　　　　：不公開
姓名　　　　　：黃小姐
主要健康問題　：皮膚科──慢性蕁麻疹（反覆發作）

典型成功職業女性的困擾

黃小姐當時所面對的長期蕁麻疹困擾，已開始影響她過着的典型成功人士的繁忙生活，包括病發時影響到管理工作和擬定好了的企業會議或宴會。飲食上需留意和戒口，酒不能喝。一直只有一、兩樣中草本的配方在急需時比較管用。

如前文的個案一，讓我一再引用在第四章裏提到的自然醫學院的建議：「授能模式」（Empowerment Model）。黃小姐是一位對健康非常關注和對自身形象非常講究的成功女企業家，通過詳細的溝通，黃小姐先在我香港的中心完成了一系列的全方位檢測，包括：內分泌和自主神經系統的評估、核磁生物頻譜的對比測試、皮膚測試、重金屬、毒質和微量元素指標的測試、十二條主要經絡的陰陽平衡測試、心理性格和整個多維生活風格的分析；根據這些資料和觀察的評估（Assessment），我就作出了如下的建議 Recommendation（見後頁）：

- 再生醫學包括：瑞士及德國器官特定的生物分子醫學（三納米）勝肽超濾液、羊胎盤素和植物胎盤素[註1]，再配合一些草本超營素的調理，加上後期的端粒醫學（端粒酶啟動因子）的一個綜合療程。然後，就是一連串的跟進（Fellow up）細節流程。

「找不到原因」的背後

蕁麻疹患者的病發真的如我們被接受的資訊般──「找不到原因」嗎？

就以引起徵狀主因素之一的組織胺來分析一下。組織胺（Histamine），是一種有機含氮的環狀化合物，它參與局部免疫反應和炎症反應，並具有作為瘙癢介體中心與調節腸道生理功能的作用，亦被用作神經遞質。組織胺由嗜鹼性球和附近結締組織肥大細胞產生。它增加微血管對白血球和某些蛋白質的通透性，是為了允許白血球從微血管進入感染組織並吞噬其中的病原體。屬於一種化學訊息的組織胺，參與中樞與周邊的多重生理功能，對睡眠、荷爾蒙分泌、體溫調節，食慾與記憶形成等功能有一定影響，亦可引起瘙癢、打噴嚏、流鼻水等現象，以及引起呼吸道狹窄進而呼吸困難，腸道平滑肌收縮，降低血壓，以及增加心率等多項生理反應。

即是說，引發造成徵狀之一的是，身體本身的調節生理功能。從自然醫學的教育和尊重自然規律的方向來看，這些全都是身體要給予我們

生理訊號和溝通的渠道。例如打噴嚏、流鼻水、拉肚子也是一個排走異物的通道；體溫調節讓入侵物難於大量繁殖和讓身體的酵素和酶運作更快；欲睡就讓我們可停下來休養；紅腫了就不能再亂動，或是一個發出的警號等。但問題就是，這個功能失調了，為了一個或多個真的不一定已發現的原因而將訊號擴大、重複，甚至要重擊出來。但原因不一定是很難找尋。

根據台灣的醫師研究，有些醫師在臨床觀察上也發現，某些慢性的發炎或感染，如鼻竇炎、肺炎、慢性肝炎、蛀牙、陰道發炎，甚至是香港腳等，疾病被治癒後，慢性蕁麻疹也會跟着不藥而癒。可知道組織胺除了存在於肥大細胞內，亦集中存在於肺（支氣管組織）、皮膚、肝及腸胃的黏膜組織內，身體其他組織也存有。當這相關的器官炎症或感染痊癒了，生理訊號的反應也回歸平靜是個規律。

記得在第四章提及的「ONE HEALTH, ONE DISEASE」的經典自然療法核心原則嗎？

意即**「疾病只有一種，即缺乏健康」——健康消失了，所以生病。**身體沒病了，處於高水平的健康狀態（High level of wellness），自身就不會胡亂發出過激的警號。

從最根本的細胞單位去修復

中醫學、再生醫學和自然醫學也理解肺、胃和腸與皮膚有密切的關係，甚至視皮膚的健康是反映內在器官，如上述的肺、胃和腸的健康狀況也不無道理。因此，我建議給黃小姐的器官特定細胞提取物超濾液勝肽就是「肺胃腸」的複方，從最根本的細胞單位去修復；而我在本書的案

例一也提及羊胎盤素內含干擾素和前列腺素，對調節免疫系統和抗炎非常有效，並有超過 128 種豐富的生長因子和生物活性細胞因子，其他可以使細胞、組織和器官恢復活力的功效。再加上瑞士研究了 20 多年的植物胎盤素[註1]專利配方顯著的排毒功效，病患者在治療的第一個階段已有明顯改善。在 2018 年 11 月復發後的第三個階段的治療就加進了端粒醫學的療程。在前文第四章，我和各位已分享過端粒的破損讓慢性疾病更容易發生和惡化的研究。

6 個月後，黃小姐在我一場有 150 多人參與的自然醫學講座裏，分享了她康復的見證，節錄為：「我非常有信心的肯定和各位説，通過 Dr. Chan 的這個配合了端粒治療的療程，我的蕁麻疹起碼已超過 95% 痊癒了。」然後，她分享一個很有趣及實用的指標，就是除了一段時間沒復發之外，她更大膽地嘗試了我説的「康復就是指比患病前更健康」，喝酒去了（因以前只要碰一點酒就會即晚復發），結果一樣沒事，蕁麻疹再沒出現。

由治療到康復

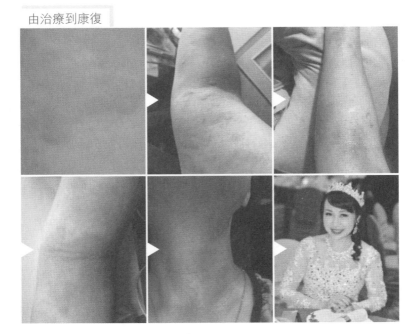

如上圖所示，黃小姐的蕁麻疹反覆發作照片對比康復後的照片，她見證的英文版也被引用在我著作的端粒醫學文章裏，作為我三個臨床個案之一。文章經世界公認的端粒生物學（Telomere Biology）權威－比爾安德魯斯博士（Dr. Bill Andrews）批閱並已認可存檔（2020 年 4 月）。

這個案例更值得一提的是以下兩個重點：

• 第一

除了和個案一同樣達到理想的康復定義：「症狀消失了、原因移除了，以及比起患病前更健康」之外，這個案也讓我貫徹了代表「優雅」與「美麗」的醫美女神——阿格萊亞的實踐（更美麗）。

黃小姐於康復後，欲更上一層樓，要將臉上的小斑點也解決。之後通過一個我建議的療程，以磷脂醯膽鹼脂質體（1.25 微米）為輸送科技的四個超營素——菸醯胺單核甙酸（NMN）註2、植物美白三肽（Phytowhite Tripeptide）、吡咯喹啉醌（PQQ）和白藜蘆醇（Resveratrol），如期成功解決，在形象美學上再次達標。

• 第二

治療後期和康復期間，黃小姐與醫師拍檔的我，一起在「疾病——健康連續體」中向右前進，她「覺醒」後再走向「教育」，參加了我創辦的自然醫學院的「綜合自然醫學專業文憑」課程，並成功畢業，再考取自然醫學的認證，以及英國的認可健康管理師資格。現在，她已加盟了我香港診所的健康顧問團隊，與大家一起走向「高水平的整全健康」（High-Level Wellness）。

當然，上述一切的治療成效，與我這期間應用的心理分析，了解病人的性情和多重的心理屬性有很大的關係。

> 「知道是甚麼樣的人得病（識得病者）比知道一個人得的是甚麼病（識所得病）更為重要。」
> ——醫學之父「希波克拉底」

備註：

1. 植物不像真核細胞生物般擁有生物胎盤，這詞只是喻意，我將會在未來的醫美和抗衰著作裏，再和各位詳細分享。

2. 自然醫學不同於很多坊間的謬誤，以菸醯胺單核苷酸的劑量多就好，功能性的營養素的定義是，是否能合適有效率地被相關系統組織所吸收，以磷脂醯膽鹼脂質體導入為例。研究顯示，2 至 3 分鐘內就可進入血液循環系統，NAD+ 在 15 分鐘內被就可完全吸收。因此，配方的效果充足。

醫案選錄三

來自上海的人為「假絕望」(False Hopelessness) —— 青光眼

在上海居住和工作的徐小姐，經所屬的上海醫院確診患上「青光眼」。在初次的「上海—香港」兩地線上諮詢期間，與我分享了她感到非常害怕和無助。據她在諮詢中的苦訴，主診醫生和她説：「你患上青光眼，基本上是沒有甚麼辦法根治，就等同你的眼睛患上了癌症一樣。」

個案	：青光眼
性別	：女
年齡	：不公開
姓名	：徐小姐

安定心情才是良藥

由於我當時不在現場，但觀察患者徐小姐的驚慌和有次序的複述，我認為也有可信性；但我重視的是如何讓患者盡量恢復安定的心情，和保持正向思維。作為一位醫師，要達到這個目的，就需要運用專家級別的人際傳意技巧，誠實地根據自身的專業及經驗來説真話。我立即説出誠實的意見和根據，我並不認為是這樣，便和徐小姐分享了以下説話（見後頁）：

「在瑞士及德國細胞療法的歷史記載裏，眼科專科醫師威迪爾．費拉圖早於 1920 年，已應用胎兒的眼睛細胞（**Fetus eye cell**）和蘆薈提取物（**Aloe Vera extract**）治療視網膜黃斑退化症，並成功使病情逆轉。」

老年黃斑病變、白內障和青光眼，是全球三大致盲眼疾。老年黃斑病變在很多國家，甚至已成為 55 歲以上人士的頭號致盲殺手。老年黃斑病變是一種退化性（Regenerative）的疾病，因此亦稱「黃斑退化症」（Age-related Macular Degeneration，簡稱 AMD）是一種由年齡因素引起的中央視網膜（黃斑點）退化的病變，導致黃斑點的感光細胞受損而無法正常運作，影響中央視力。

我就如實向徐小姐分享上述，加上再生醫學的優點，近幾十年來更有先進的突破，以及世界性的公認發展。

傳統醫學只做預防工作

至於青光眼（拉丁語：Glaucoma），在 2013 年的全球性的患者數字已約有 6,400 多萬，至 2020 年估計已過 7,000 萬。一般在 40 歲以後發生，因年紀老化，眼睛虹膜前緣的排液角阻塞或狹窄，使眼球內液體（稱為「房水」）流動不順暢，無法順利排出，造成眼內壓升高，損害視神經，影響視野和視力，甚至失明。

急性青光眼會有突然視力模糊、眼睛疼痛、頭痛、噁心、嘔吐等症狀。慢性青光眼患者則多數沒有症狀，等到視力模糊，或看東西時，只能看到中央部分，喪失周邊視野，視神經已受嚴重且不可逆轉的傷害。傳統醫學的治療方法是以降眼壓為主要目的，包括：滴眼藥水、口服藥

物、鐳射或手術治療，都只是預防進一步傷害、維持現有視力不再惡化，並認為無法回到原來的視力。

所以，我和徐小姐解釋，站在西醫學及醫院的立場，醫生就如此和她指出看法。經過仔細的分析和溝通後，徐小姐選擇了我以下的建議（Recommendation）：

- 瑞士及德國器官特定的生物分子醫學勝肽超濾液（眼睛），和澳洲政府藥物管理局已審批（Therapeutic Goods Administration TGA approved）的鎮痛消炎再生肽口服療程，配方有生長因子元素（因徐小姐當時感到眼睛灼熱疼痛），再配合當時唯一獲得政府註冊的草本藥滴眼藥水。

療程進展筆錄記錄

因患者並沒有意願展示照片，以下是筆錄徐小姐口述留言的療程進展：

徐小姐在療程初期的錄音口述：

「左邊的眼球呢，還是會就是比較……比較大的那種感覺，用手從右邊往左摸，從右眼角貼着眼皮往左眼角推的話，就會有很多東西，右眼會少一些，可能是那個垃圾還是甚麼……我因為不太了解醫學方面的東西，我只是……就是這樣子，用兩隻手去推的話，就會感覺到左眼的那個東西會比較多一些。」

療程開始期間的錄音口述：

「上次你寄過來那個眼藥水，我在想，可能是因為那眼藥水的原因，我自從用了以後，覺得眼睛的那種感覺，就是灼燒啊，還有痛啊，那種癢的感覺，就好像好很多了！我在想那眼藥水有那麼神奇嗎？」

「我吃了消炎肽的這種藥以後，我的眼睛真的是好很多了，就是那種灼熱的感覺，然後不舒服的感覺會比在吃藥之前已經好了蠻多，然後我用手去摸的話，從右眼角摸到左眼角的話，感覺那個裏面的東西好像少了一些。」

家人也愛上天然非入侵性療法

因為第一個階段取得成效，所以我就和患者展開更深層的溝通，將我認為更全面的專業意見跟她分享。「醫生作為老師〔Doctor as Teacher（docere）〕」——是自然醫學的骨幹原則之一，我在第五章已詳細介紹過。這需要耐性，特別是考慮到患者也有如經濟因素等多種顧慮，加上有不少患者已花盡很多無謂開支，甚至因此而弄得身體更壞才來求診於我們的情形也常發生。

最後，徐小姐接受了我的建議，再接受多一個療程，並且除了眼睛的器官外，再加上「腦」的器官特定細胞提取物勝肽超濾液，就將會達到更全面和系統性的療效。

療效的結果良好，徐小姐之後除了我的跟進外，也愛上了天然非入侵性的療法，在上海也應用了其他她認為有效的草本營養治療。至今，樂觀孝順的徐小姐如常生活，並影響了一家人，由媽媽到兒子也接受自然醫學的照料，我就成為了她的家庭自然醫學醫生。有機會再分享她兒子和媽媽值得分享的健康故事。

「所有這些科學向我們展示的卻是，這是一種虛假的絕望。我們需要爭取的，其實是真正的希望。」—— 大衛·塞爾萬·薛伯醫生，博士，教授

And I realized that with all of the science shows us is that it is a false hopelessness. And what we need to fight for is real hope. Prof. Dr. David Servan-Schreiber, MD, PhD.

　　誠然，醫生不能，亦不應保證所有個案都能治癒成功，但全球 7,000 多萬個青光眼病患者，加上無數其他因「失去健康」而活在病患惡道中的民眾，所面對的「虛假的絕望」（False Hopelessness），誰來負責？

　　我最後的備註是 "Alternative Medicine"，現在公認的翻譯是「替代療法」而非「另類療法」，我們一點都不「另類」，我們只是提供一個「選擇」，你的權利。

　　要「替代」的，不是療法，是人性的五毒——貪、嗔、癡、慢、疑，而換上陽光般的身心靈整全健康。

陳子賢博士（**Dr. Avax Chan**）

　　形協國際集團創辦人，集團旗下包括：香港毅域仕診所、身心寧自然醫學院、心之財健康管理（深圳）有限公司、身之財健康科技（江門）有限公司，和個人及企業形象設計協會。

　　香港第一位「特許」（Chartered）註冊綜合自然療法執業醫師〔執業醫師責任保承保（Naturopathic Medical Practitioner）〕，首位從事自然醫學、大健康業的香港人獲國家廣東省江門市評定為「市一級高層次人才」，博士人才代表，亦是美國 AAOPM 醫學院第一位的資深認證自然醫學醫生〔（綜合醫學）Naturopathic Physician（Integrative Medicine）〕，2006 年登上美國 AICI 名人榜（Hall of Fame）。從事自然醫學診所執業和臨床研究工作超過十年之久，是一位自然醫學、身心靈健康生活和品味形象美學的國際專欄作家。十多年來，陳醫師投入自然醫學醫師的國際認證教育和培育醫學博士生的工作，學員遍及中國內地、香港和海外，當中不乏名醫和知名專家。

　　陳醫師本居澳洲墨爾本，亦為澳洲國立綜合醫學院客席教授。在國際上的醫學及學術工作包括：美國 AAOPM 程序醫學院自然醫學專科培訓醫生暨考官；美國 Sierra Sciences 和日本 defytime Science 指定端粒科學及治療培訓醫生；加拿大 Colour Energy 大中華區唯一指定的色彩治療自然醫學醫生；加拿大 Klox 光譜再生醫學大中華區醫生講師；香港註冊綜合療法醫學會學術評審委員會主席；清華大學深圳研究院博商「形象力指導中心」總顧問。

　　曾為香港中文大學專業進修學院（CUSCU）自然醫學課程主講講師（2004-2008 年）。近年主力兼任其自然醫學院與國際多所國際大學，如俄羅斯西南國立大學（SWUS）和波蘭熱舒夫信息技術與管理大學（UITM）合辦的自然醫學課程院長職務。

　　陳醫師經常應邀到內地、香港、澳門以至海外私人會所、專業學會、大學學府、政府部門及各大企業等分享自然醫學、再生醫學、逆齡抗衰老和預防醫學等專科知識和臨床研究心得。

綜合自然醫學及再生醫學專業背景

畢業於澳洲蒙納斯大學（學士）；英國赫瑞瓦特大學（碩士）；俄羅斯西南國立大學；美國 UNH 天然健康大學（博士）；瑞士國際細胞療法學會（IACT）院士；美國幹細胞移植學會（IASCT）院士；英國專科管理學院（IMS）院士；註冊綜合療法醫學會——特許綜合自然療法執業醫師（QBE 昆士蘭 Master 保險承保及 Chubb 安達人壽私人執業承保）；美國程序醫學院資深認證——自然醫學醫生（綜合醫學）；美國程序醫學院評審認證（預防醫學專科）；美國程序醫學院評審認證——自然醫學專家（自然療法及自然醫學美容）；美國程序醫學院自然醫學心理治療認證；IMS 英國專科管理學院（專科健康管理師）；國際認證行為、價值、屬性及混合指數分析師。

早年執教香港城市大學、嶺南大學、澳洲維多利亞商學院、香港大學、澳洲科廷科技大學、澳洲莫納斯大學、英國龍比亞大學等的學士及碩士課程的陳醫師，由 2014 年開始一邊作為私人執業的自然醫學醫生，一邊主理及教授自然醫學國際認證及博士課程。陳醫師現在仍接受預約在內地、香港兩地執業，提供綜合自然醫學健康服務。

─────────── 榮譽及獎項 ───────────

- 2022 年：廣東省江門市評為「市一級高層次人才」，博士人才代表
- 2019 年：粵港澳大灣區 100 強企業品牌白金獎——「專科教育及國際認證」
- 2019 年：香港美容業總會第三屆「香港傑出企業家（美容業）」大獎
- 2018 年：香港希望企業大獎「最優秀大健康管理企業金獎」
- 2011 年：獲東莞時尚雜誌列入「莞籍群星」
- 2008 年：APOPA「亞太區傑出專業人才金獎」
- 2006 年：美國形象製作者機構（The ImageMaker Inc. USA），業界最高成就獎、非凡男士獎
- 2005 年：美國國際形象顧問協會（AICI）名人榜（Hall of Fame）「Jane Segerstrom Award」

著者
陳子賢

責任編輯
嚴瓊音

編輯助理
趙碧瑩
顏妙娜（醫學學士、營養師）

裝幀設計
鍾啟善

出版者
萬里機構出版有限公司
香港北角英皇道499號北角工業大廈20樓
電話：2564 7511　　傳真：2565 5539
電郵：info@wanlibk.com
網址：http://www.wanlibk.com
　　　http://www.facebook.com/wanlibk

發行者
香港聯合書刊物流有限公司
香港荃灣德士古道 220-248 號荃灣工業中心 16 樓
電話：2150 2100　　傳真：2407 3062
電郵：info@suplogistics.com.hk
網址：http://www.suplogistics.com.hk

承印者
中華商務彩色印刷有限公司
香港新界大埔汀麗路 36 號

出版日期
二〇二二年七月第一次印刷

規格
16 開（230 mm × 160 mm）

綠色與和平的
自然醫學
Naturopathy
從反思、解誤到實踐